JN429102

실습 II

방사선영상학

Radiologic Imaging Practice Workbook II

대표저자 장현철 (수성대학교)

편집위원 나길주 (목포과학대학교)

우창우 (경산중앙병원)

이기백 (충북보건과학대학교)

신정섭 (선린대학교)

조평곤 (대구가톨릭대학교)

장경환 (극동대학교)

주명식 (송호대학교)

도서출판 대학서림

PREFACE

영상의학은 현대 의학에서 필수적인 역할을 담당하고 있으며, 특히 방사선 영상 검사는 다양한 질환의 조기 발견과 정확한 진단에 있어 중추적인 위치를 차지하고 있다. 그중에서도 X-선 검사는 가장 널리 사용되는 진단 도구로, 임상 진단에서 빼놓을 수 없는 중요한 검사로 자리 잡고 있습니다. 이러한 방사선 영상 검사의 중요성에 따라, 방사선 영상학 교육과 실습의 필요성은 날로 증가하고 있다.

본 교재는 방사선 영상학의 이론적 지식과 실무적 능력을 함께 함양할 수 있도록 구성하였다. 이론적인 내용에 그치지 않고, 실제 임상에서 발생할 수 있는 다양한 검사 상황에 대처할 수 있는 실질적인 능력을 키우는 데 초점을 맞추었다. 특히 각 신체 부위별로 검사 목적, 검사 방법, 실습 시 유의사항과 평가 항목을 체계적으로 정리하였으며, 학습자들이 방사선 영상의 해부학적 구조와 명칭을 쉽게 이해할 수 있도록 상세히 설명하였다.

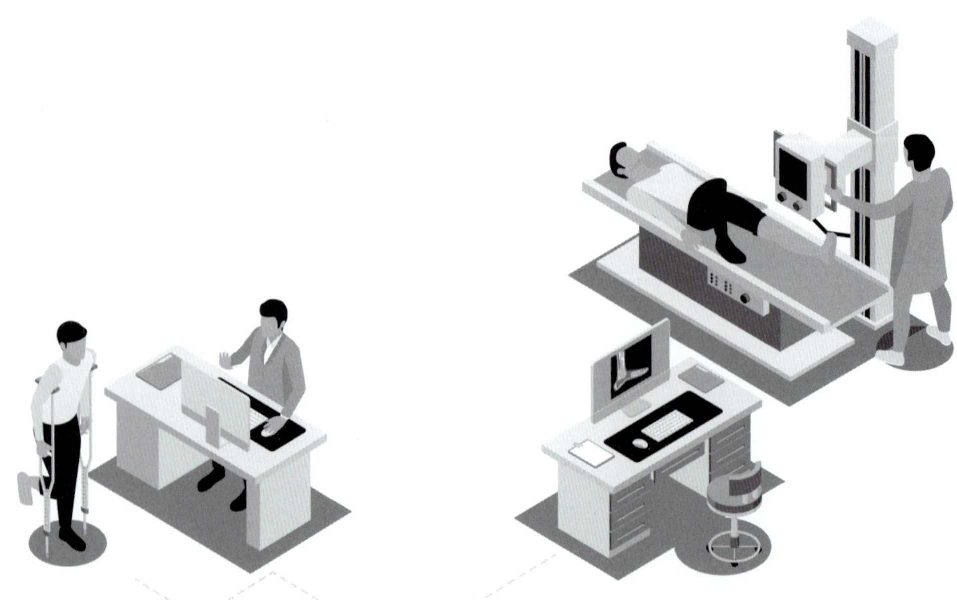

방사선학을 전공하는 학생들이 국가고시를 준비하는 데 실질적인 도움을 줄 수 있도록 국가고시 학습 목표를 기준으로 작성되었습니다. 이를 통해 학생들이 이론적 지식뿐만 아니라, 실무 현장에서 요구되는 전문적인 역량을 배양하고, 문제 해결 능력과 기술적 역량을 강화하는 데 도움이 되고자 하였다.

끝으로, 본 교재의 출판을 위해 아낌없는 지원과 협조를 해주신 대학서림 대표님과 직원분들께 깊은 감사의 말씀을 드립니다. 앞으로도 독자들의 피드백을 적극 반영하여, 교재의 내용과 구성을 지속적으로 수정·보완해 나갈 것을 약속드린다.

2024년 12월

대표저자 장현철

CONTENTS

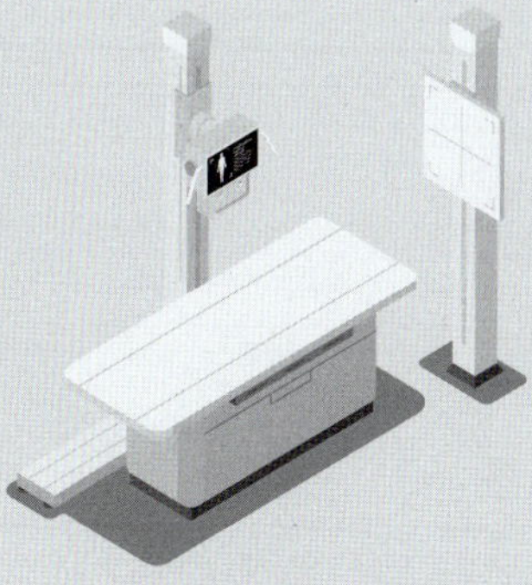

01

머리뼈 & 안장

Skull & Sella turcica

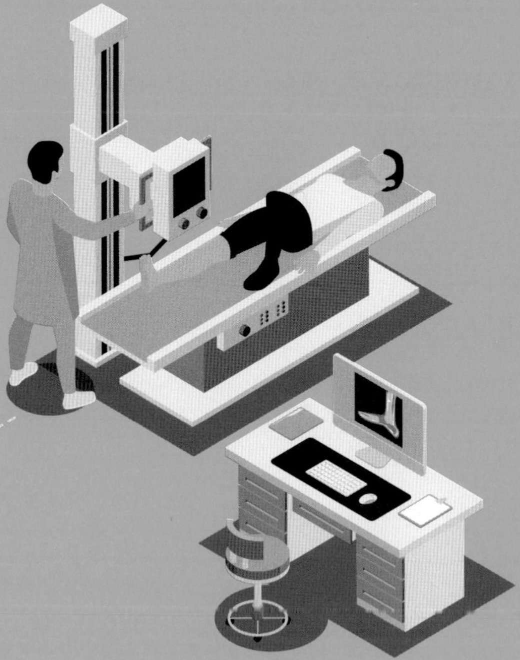

학습목표

❶ 머리뼈 후전축방향 검사를 시행할 수 있다.

❷ 머리뼈 전후축방향 검사를 시행할 수 있다.

❸ 머리뼈 측방향 검사를 시행할 수 있다.

❹ 안장 측방향 검사를 시행할 수 있다.

01 머리뼈 후전 축방향 검사
Skull PA Axial Projection

1 검사목적

외상에 의한 머리뼈의 골절 및 골절 변위, 머리뼈 내 병변 유무 관찰

2 검사방법

1) 환자는 엎드린 자세 혹은 앉은 자세에서 검사를 한다.
2) 환자의 코와 이마를 테이블에 닿게 한다.
3) 눈확귀구멍선(OML)이 영상수용체(IR)에 수직이 되도록 한다.
4) 코뿌리점(Nasion)이 영상수용체(IR) 중심에 오도록 한다.

3 중심선

코뿌리점(Nasion)을 향해서 발쪽으로 15°입사

4 실습 시 평가사항

1) 검사 전 머리핀, 귀걸이 등 제거한다.
2) 조사야 크기를 적절하게 조절한다.
3) 머리가 회전 되지 않아야 한다.
4) 코뿌리점이 영상 중앙에 나타나야 한다.
5) 바위능선이 좌우 대칭되어야 한다.
6) 바위능선이 눈확아래 1/3 지점에 위치해야 한다.
7) 표지자(side marker)는 적절한 위치에 있어야 한다.

5 조사야 크기

10 × 12 inch (24 × 30 cm)

6 검사조건

kVp	mAs	SID(cm)

7 영상평가 기준에 따른 자가 진단 평가

☐ 탁월 ☐ 우수 ☐ 보통 ☐ 미흡

8 실습을 통한 최종 점검 및 평가

번호	평가내용	그렇다	보통이다	아니다
01	머리뼈 후전 축방향 검사방법을 설명할 수 있다.	☐	☐	☐
02	머리뼈 후전 축방향 검사를 스스로 시행하고 영상을 평가할 수 있다.	☐	☐	☐

memo

9 영상 해부학

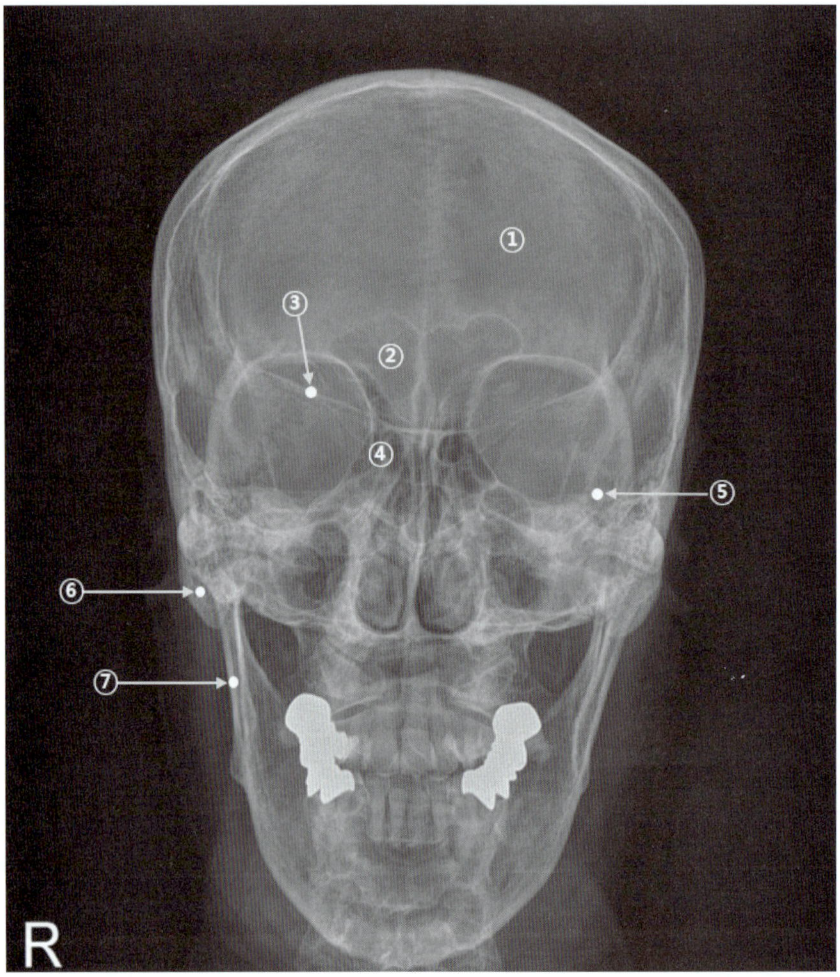

① : 이마뼈 (Frontal bone)

② : 이마굴 (Frontal sinus)

③ : 나비뼈능선 (sphenoid ridge)

④ : 벌집굴 (Ethmoidal sinus)

⑤ : 바위능선 (Petrous ridge)

⑥ : 꼭지벌집 (Mastoid air cell)

⑦ : 턱뼈가지 (Mandible ramus)

실습한 Skull PA Axial Projection 영상을 붙여 봅시다.

실습한 영상 붙이는 곳

Skull PA Axial Projection 검사방법에 대해 작성해 봅시다.

02 머리뼈 전후 축방향 검사

Skull AP Axial Projection

Towne법

1 검사목적

외상에 의한 머리뼈의 골절 및 골절 변위, 머리뼈 내 병변 유무 관찰

뒤통수뼈, 큰구멍 내에 안장등, 뒤침대돌기 등의 관찰

2 검사방법

1) 환자는 바로누운자세 혹은 앉은 자세에서 검사를 한다.
2) 환자의 정중시상면이 테이블 중앙에 오도록 정렬한다.
3) 환자는 턱을 아래로 하여 눈확귀구멍선(OML)이 영상수용체(IR)에 수직이 되도록 한다. 눈확귀구멍선(OML)이 수직이 되지 않을 경우 눈확아래귀구멍선(IOML)이 영상수용체(IR)에 수직이 되도록 한다.
4) 머리가 회전되지 않았는지 확인한다.

3 중심선

눈썹활사이(Glabella) 위 7 ~ 8cm 지점을 향해

1) OML이 IR에 수직일 경우에는 발쪽으로 30°입사
2) IOML이 IR에 수직일 경우에는 발쪽으로 37°입사

4 실습 시 평가사항

1) 검사 전 머리핀, 귀걸이 등 제거한다.
2) 조사야 크기를 적절하게 조절한다.
3) 머리가 회전 되지 않아야 한다.
4) 바위능선이 좌우 대칭되어야 한다.

5) 뒤통수뼈와 큰구멍 안에 안장 구조물이 잘 나타나야 한다.

6) 표지자(side marker)는 적절한 위치에 있어야 한다.

5 조사야 크기

10 × 12 inch (24 × 30 cm)

6 검사조건

kVp	mAs	SID(cm)

7 영상평가 기준에 따른 자가 진단 평가

☐ 탁월 ☐ 우수 ☐ 보통 ☐ 미흡

8 실습을 통한 최종 점검 및 평가

번호	평가내용	그렇다	보통이다	아니다
01	머리뼈 전후 축방향 검사방법을 설명할 수 있다.	☐	☐	☐
02	머리뼈 전후 축방향 검사를 스스로 시행하고 영상을 평가할 수 있다.	☐	☐	☐

9 영상 해부학

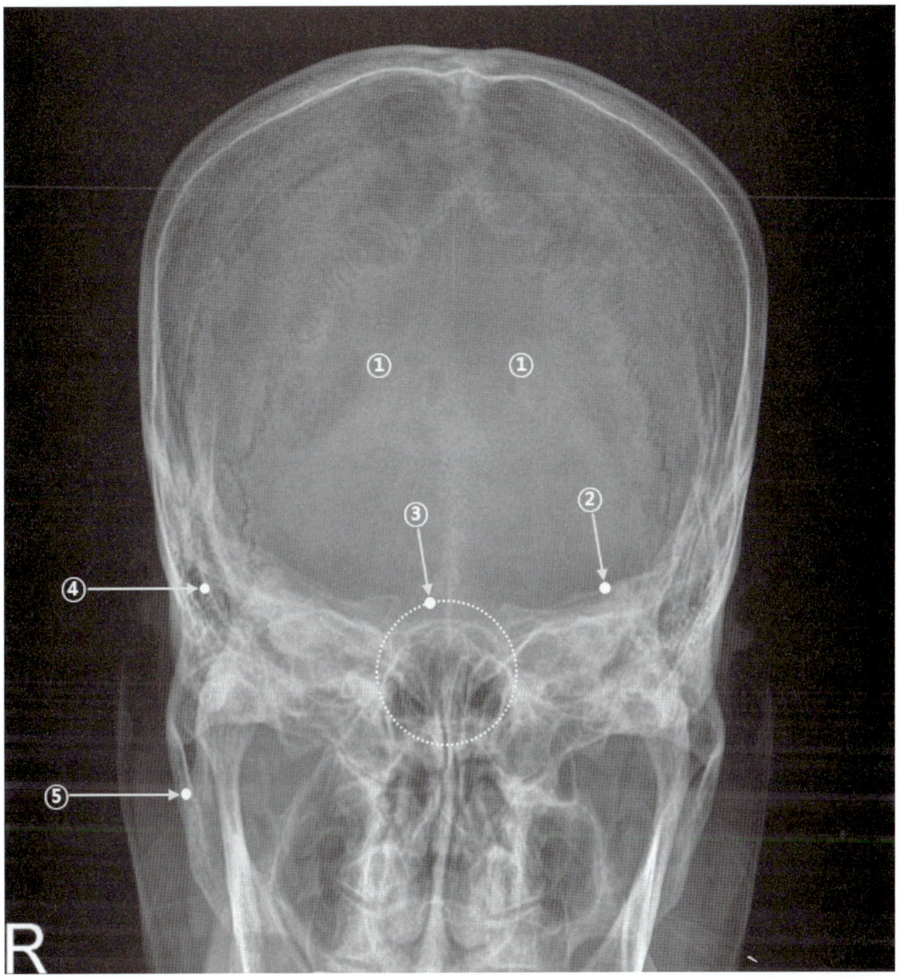

① : 뒤통수뼈 (Occipital bone)

② : 바위능선 (Petrous ridge)

③ : 큰구멍 (Magnum foramen)

④ : 꼭지벌집 (Mastoid air cell)

⑤ : 광대활 (Zygomatic arch)

실습한 Skull AP Axial Projection 영상을 붙여 봅시다.

실습한 영상 붙이는 곳

Skull AP Axial Projection 검사방법에 대해 작성해 봅시다.

03 머리뼈 측방향 검사
Skull Lateral Projection

1 검사목적

외상에 의한 머리뼈의 골절 및 골절 변위, 머리뼈 내 병변 유무 관찰

기본적인 머리뼈 측방향 검사는 오른쪽, 왼쪽 모두 검사한다.

2 검사방법

1) 환자는 반엎드린자세 혹은 앉은 자세에서 검사를 한다.
2) 머리를 돌려 바깥귀길이 영상수용체(IR)에 중앙에 오도록 한다.
3) 정확한 측면자세가 되도록 조정한다.
   - 환자의 정중시상면이 영상수용체(IR)에 평행되도록 한다.
   - 눈확사이선(IPL)이 IR에 수직이 되도록 한다.
   - 눈확아래귀구멍선(IOML)이 IR 윗면 횡축과 평행되도록 한다.
4) 머리가 기울어지지 않았는지 확인한다.

3 중심선

바깥귀길(EAM) 위 5cm 정도 지점을 향해 수직 입사

4 실습 시 평가사항

1) 검사 전 머리핀, 귀걸이 등 제거한다.
2) 조사야 크기를 적절하게 조절한다.
3) 머리가 기울어지지 않아야 한다.
4) 머리뼈 전체가 포함이 되어야 한다.
5) 안장(sella turcica)은 회전되지 않고 잘 나타나야 한다.

6) 턱관절이 겹쳐서 잘 나타나야 한다.

7) 앞침대돌기, 뒤침대돌기가 겹쳐서 잘 나타나야 한다.

8) 표지자(side marker)는 적절한 위치에 있어야 한다.

5 조사야 크기

10 × 12 inch (24 × 30 cm)

6 검사조건

kVp	mAs	SID(cm)

7 영상평가 기준에 따른 자가 진단 평가

☐ 탁월 ☐ 우수 ☐ 보통 ☐ 미흡

8 실습을 통한 최종 점검 및 평가

번호	평가내용	그렇다	보통이다	아니다
01	머리뼈 측방향 검사방법을 설명할 수 있다.	☐	☐	☐
02	머리뼈 측방향 검사를 스스로 시행하고 영상을 평가할 수 있다.	☐	☐	☐

9 영상 해부학

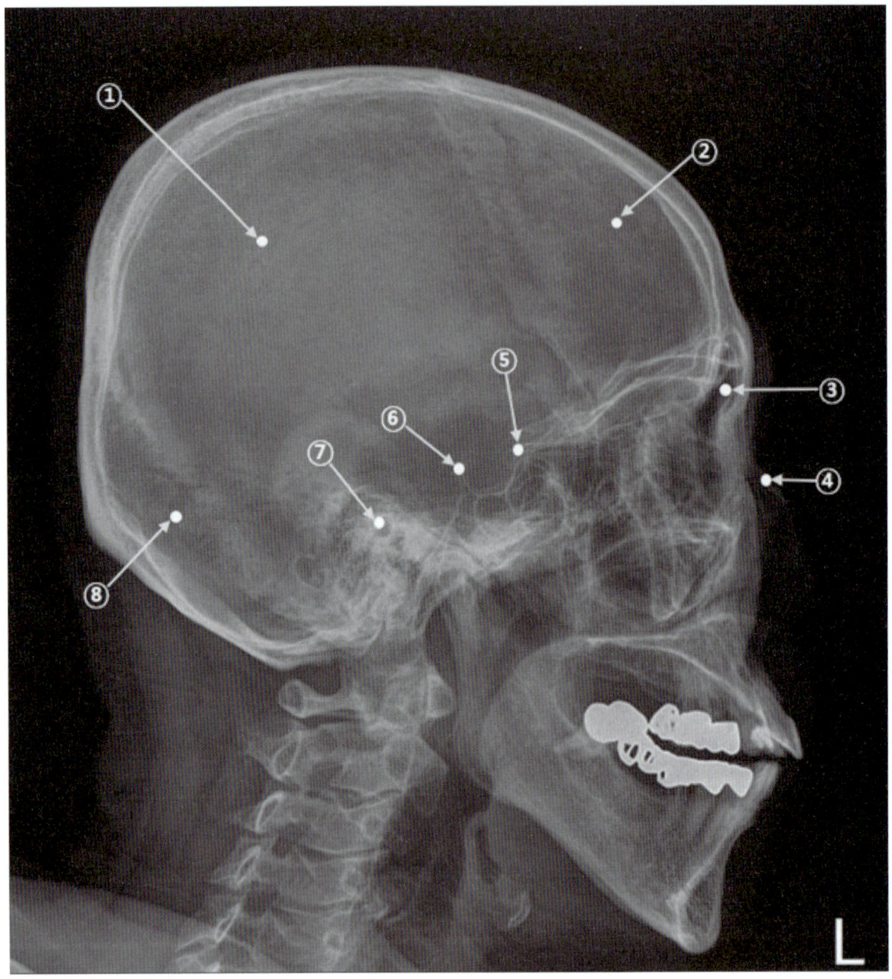

① : 마루뼈 (Parietal bone)

② : 이마뼈 (Frontal bone)

③ : 이마굴 (Frontal sinus)

④ : 코뼈 (Nasal bone)

⑤ : 앞침대돌기 (Anterior clinoid process)

⑥ : 뒤침대돌기 (Posterior clinoid process)

⑦ : 바깥귀길 (External auditory meatus)

⑧ : 뒤통수뼈 (Occipital bone)

실습한 Skull Lateral Projection 영상을 붙여 봅시다.

실습한 영상 붙이는 곳

Skull Lateral Projection 검사방법에 대해 작성해 봅시다.

04 안장 측방향 검사

Sella turcica Lateral Projection

1 검사목적

앞침대돌기, 뒤침대돌기, 안장등의 병변 유무 관찰

뇌하수체 종양, 안장부위의 석회화 등 관찰

2 검사방법

1) 환자는 반엎드린자세 혹은 앉은 자세에서 검사를 한다.
2) 머리를 돌려 안장 부분이 영상수용체(IR)에 중앙에 오도록 한다.
3) 정확한 측면자세가 되도록 조정한다.
   - 환자의 정중시상면이 영상수용체(IR)에 평행되도록 한다.
   - 눈확사이선(IPL)이 IR에 수직이 되도록 한다.
   - 눈확아래귀구멍선(IOML)이 IR 윗면 횡축과 평행되도록 한다.
4) 머리가 기울어지지 않았는지 확인한다.

3 중심선

바깥귀길(EAM) 위 2cm, 앞 2cm 지점을 향해 수직 입사

4 실습 시 평가사항

1) 검사 전 머리핀, 귀걸이 등 제거한다.
2) 조사야 크기를 적절하게 조절한다.
3) 머리가 기울어지지 않아야 한다.
4) 안장(sella turcica)은 회전되지 않고 잘 나타나야 한다.
5) 앞침대돌기가 겹쳐서 잘 나타나야 한다.

6) 뒤침대돌기가 겹쳐서 잘 나타나야 한다.

7) 표지자(side marker)는 적절한 위치에 있어야 한다.

5 조사야 크기

8 × 10 inch (18 × 24 cm)

6 검사조건

kVp	mAs	SID(cm)

7 영상평가 기준에 따른 자가 진단 평가

☐ 탁월 ☐ 우수 ☐ 보통 ☐ 미흡

8 실습을 통한 최종 점검 및 평가

번호	평가내용	그렇다	보통이다	아니다
01	안장 측방향 검사방법을 설명할 수 있다.	☐	☐	☐
02	안장 측방향 검사를 스스로 시행하고 영상을 평가할 수 있다.	☐	☐	☐

9 영상 해부학

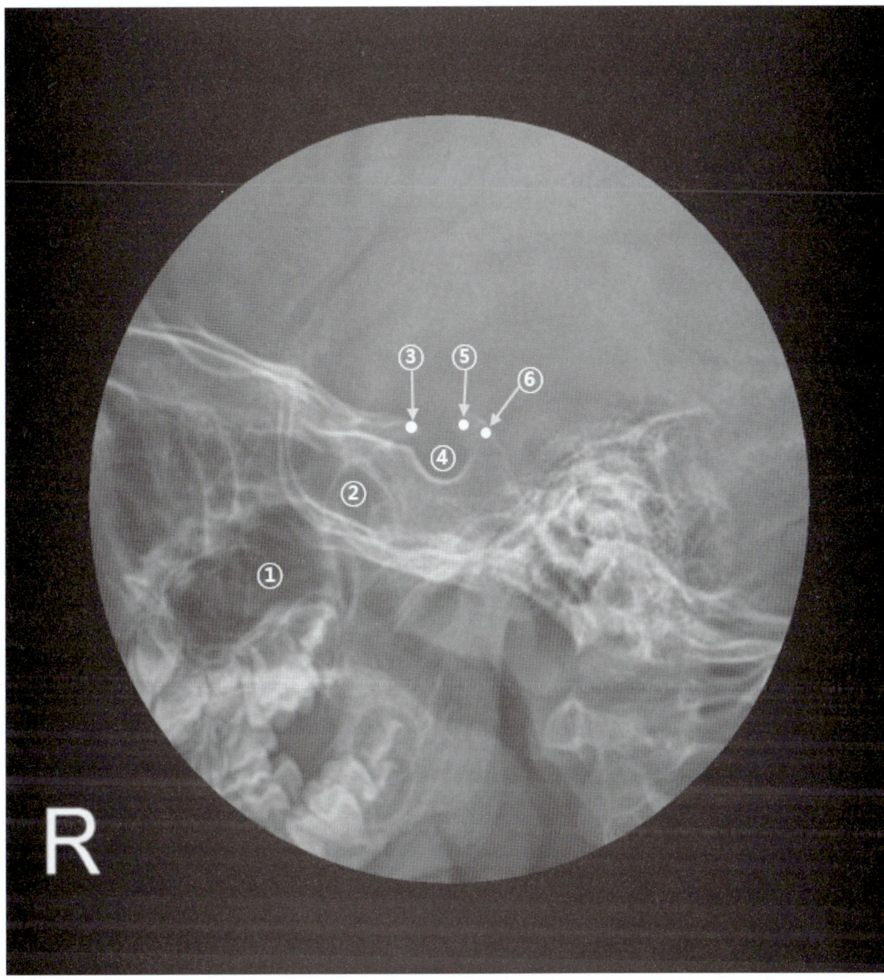

① : 위턱굴 (Maxillary sinus)

② : 나비굴 (Sphenoid sinus)

③ : 앞침대돌기 (Anterior clinoid process)

④ : 안장 (Sella turcica)

⑤ : 뒤침대돌기 (Posterior clinoid process)

⑥ : 안장등 (Dorsum sellae)

실습한 Sella turcica Lateral Projection 영상을 붙여 봅시다.

실습한 영상 붙이는 곳

Sella turcica Lateral Projection 검사방법에 대해 작성해 봅시다.

02

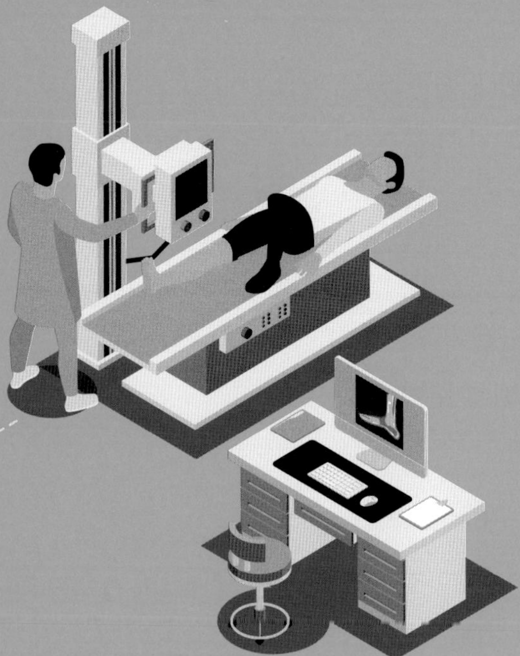

얼굴뼈

Facial Bones

학습목표

❶ 얼굴뼈 측방향 검사를 시행할 수 있다.

❷ 얼굴뼈 두정비극방향 검사를 시행할 수 있다.

❸ 코뼈 측방향 검사를 시행할 수 있다.

❹ 광대활 하악두정방향 검사를 시행할 수 있다.

01 얼굴뼈 측방향 검사
Facial bone Lateral Projection

1 검사목적

외상에 의한 얼굴뼈의 골절 및 골절 변위, 얼굴뼈 내 병변 유무 관찰

2 검사방법

1) 환자는 반엎드린자세 혹은 앉은 자세에서 검사를 한다.
2) 머리를 돌려 광대뼈가 영상수용체(IR)에 중앙에 오도록 한다.
3) 정확한 측면자세가 되도록 조정한다.
   - 환자의 정중시상면이 영상수용체(IR)에 평행되도록 한다.
   - 눈확사이선(IPL)이 IR에 수직이 되도록 한다.
   - 눈확아래귀구멍선(IOML)이 IR 윗면 횡축과 평행되도록 한다.
4) 머리가 기울어지지 않았는지 확인한다.

3 중심선

광대뼈 중심을 향해 수직 입사

4 실습 시 평가사항

1) 검사 전 머리핀, 귀걸이 등 제거한다.
2) 조사야 크기를 적절하게 조절한다.
3) 머리가 기울어지지 않아야 한다.
4) 턱뼈가지가 겹쳐서 잘 나타나야 한다.
5) 안장은 회전되지 않고 잘 나타나야 한다.
6) 겹쳐진 얼굴뼈 전체가 포함되어 나타나야 한다.

7) 바깥귀길, 눈확위벽, 아래턱뼈가 포함되어 나타나야 한다.

8) 표지자(side marker)는 적절한 위치에 있어야 한다.

5 조사야 크기

10 × 12 inch (24 × 30 cm)

6 검사조건

kVp	mAs	SID(cm)

7 영상평가 기준에 따른 자가 진단 평가

☐ 딕월 ☐ 우수 ☐ 보통 ☐ 미흡

8 실습을 통한 최종 점검 및 평가

번호	평가내용	그렇다	보통이다	아니다
01	얼굴뼈 측방향 검사방법을 설명할 수 있다.	☐	☐	☐
02	얼굴뼈 측방향 검사를 스스로 시행하고 영상을 평가할 수 있다.	☐	☐	☐

9 영상 해부학

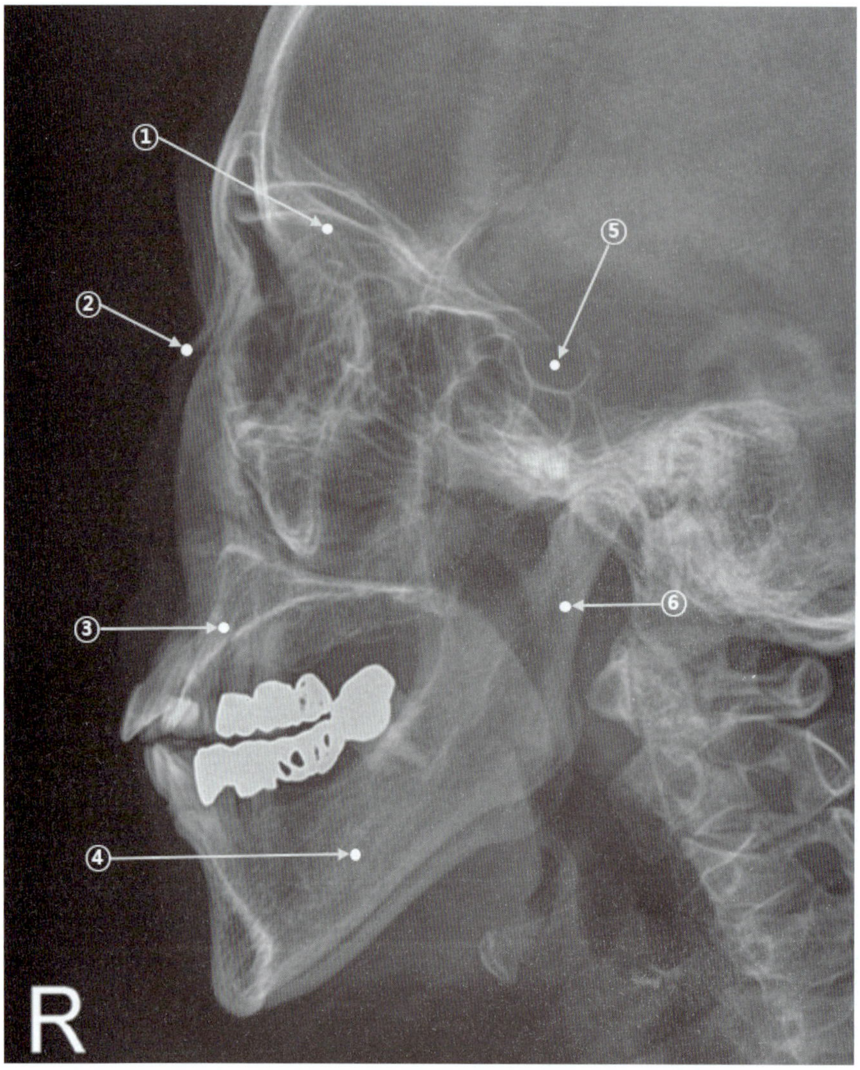

① : 눈확위벽 (Orbital roof)

② : 코뼈 (Nasal bone)

③ : 위턱뼈 (Maxilla)

④ : 아래턱뼈 몸통 (Mandible body)

⑤ : 안장 (Sella turcica)

⑥ : 아래턱뼈 가지 (Mandible ramus)

실습한 Facial bone Lateral Projection 영상을 붙여 봅시다.

실습한 영상 붙이는 곳

Facial bone Lateral Projection 검사방법에 대해 작성해 봅시다.

02 얼굴뼈 두정비극방향 검사

Waters법

Facial bone Parietoacanthial Projection

1 검사목적

외상에 의한 얼굴뼈의 골절 및 변위, 아래눈확 가장자리, 안구내 이물질 등 병변 유무 관찰

2 검사방법

1) 환자는 엎드린자세 혹은 앉은 자세에서 검사를 한다.
2) 정중시상면이 영상수용체(IR)면 중심과 일치시킨다.
3) 코끝점(acanthion)이 영상수용체(IR)에 중앙에 오도록 한다.
4) 눈확귀구멍선(IOML)이 IR면과 37° 되도록 자세를 조절한다.
5) 머리가 회전되지 않았는지 확인한다.

3 중심선

코끝점(acanthion) 중심을 향해 수직 입사

4 실습 시 평가사항

1) 검사 전 머리핀, 귀걸이 등 제거한다.
2) 조사야 크기를 적절하게 조절한다.
3) 머리가 기울어지지 않아야 한다.
4) 얼굴뼈 전체가 포함되어야 한다.
5) 영상 중앙에 코끝점이 위치해야 한다.
6) 눈확아래 가장자리가 잘 나타나야 한다.
7) 바위능선이 위턱굴 바로 아래 나타나도록 잘 조절해야 한다.
8) 표지자(side marker)는 적절한 위치에 있어야 한다.

5 조사야 크기

10 × 12 inch (24 × 30 cm)

6 검사조건

kVp	mAs	SID(cm)

7 영상평가 기준에 따른 자가 진단 평가

☐ 탁월 ☐ 우수 ☐ 보통 ☐ 미흡

8 실습을 통한 최종 점검 및 평가

번호	평가내용	그렇다	보통이다	아니다
01	얼굴뼈 두정비극방향 검사방법을 설명할 수 있다.	☐	☐	☐
02	얼굴뼈 두정비극방향 검사를 스스로 시행하고 영상을 평가할 수 있다.	☐	☐	☐

memo

9 영상 해부학

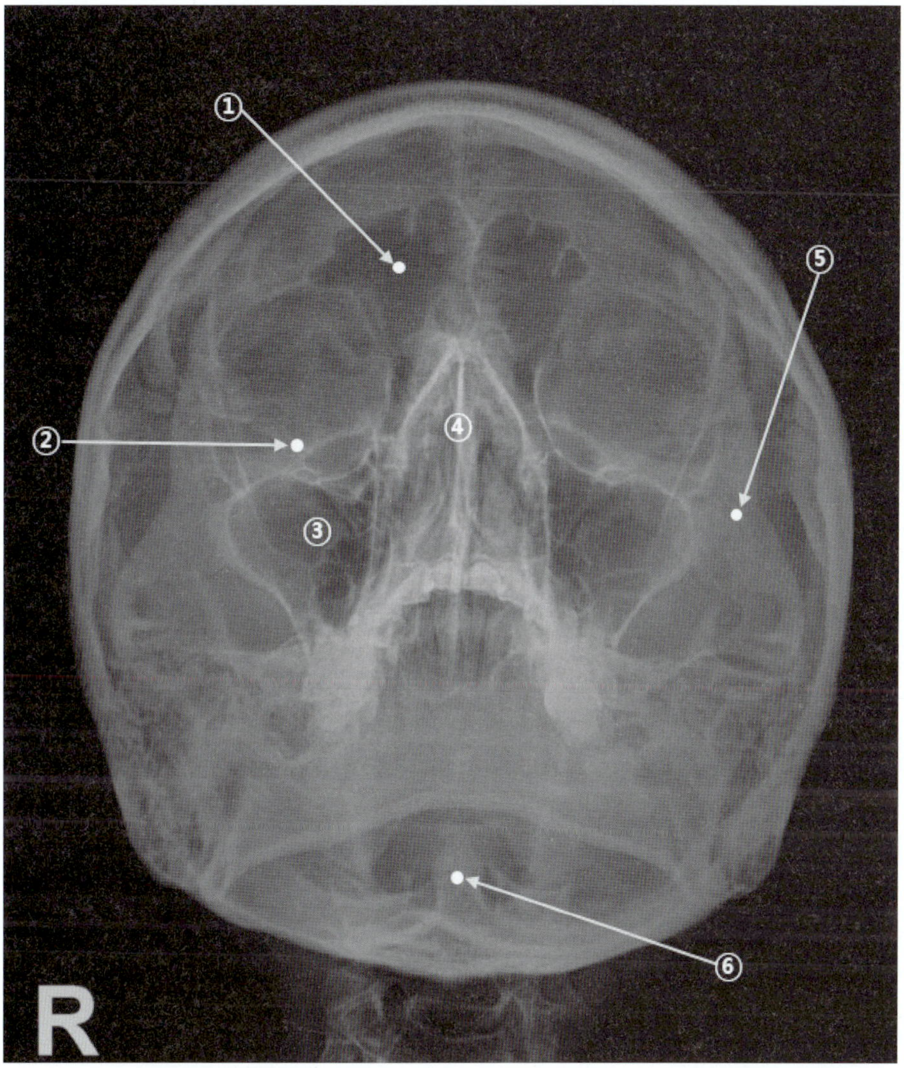

① : 이마굴 (Frontal sinus)	④ : 코중격 (Nasal septum)
② : 눈확아래 가장자리 (Inferior orbital rim)	⑤ : 광대뼈 (Zygomatic bone)
③ : 위턱굴 (Maxillary sinus)	⑥ : 치아돌기 (Dens)

실습한 Facial bone parietoacanthial Projection 영상을 붙여 봅시다.

실습한 영상 붙이는 곳

Facial bone parietoacanthial Projection 검사방법에 대해 작성해 봅시다.

03 코뼈 측방향 검사

Nasal bone Lateral Projection

1 검사목적

외상에 의한 코뼈의 골절 및 골절 변위 등의 병변 유무 관찰

2 검사방법

1) 환자는 반엎드린자세 혹은 앉은 자세에서 검사를 한다.
2) 머리를 돌려 관자뼈가 영상수용체(IR)에 중앙에 오도록 한다.
3) 정확한 측면자세가 되도록 조정한다.
   - 환자의 정중시상면이 영상수용체(IR)에 평행되도록 한다.
   - 눈확사이선(IPL)이 IR에 수직이 되도록 한다.
   - 눈확아래귀구멍선(IOML)이 IR 윗면 횡축과 평행되도록 한다.
4) 머리가 기울어지지 않았는지 확인한다.

3 중심선

코뿌리점(nasion)에서 콧날을 향해 약 1 ~ 2cm 지점에 수직 입사

4 실습 시 평가사항

1) 검사 전 머리핀, 귀걸이 등 제거한다.
2) 조사야 크기를 적절하게 조절한다.
3) 머리가 기울어지지 않아야 한다.
4) 양쪽을 비교해서 검사해야 한다.
5) 코뼈는 회전되지 않고 잘 나타나야 한다.
6) 코 연부조직, 눈썹활사이, 코끝점이 포함되어 나타나야 한다.

7) 코의 연부조직을 포함한 코뼈, 이마코봉합 등이 잘 나타나야 한다.

8) 표지자(side marker)는 적절한 위치에 있어야 한다.

5 조사야 크기

8 × 10 inch (18 × 24 cm)

6 검사조건

kVp	mAs	SID(cm)

7 영상평가 기준에 따른 자가 진단 평가

☐ 탁월 ☐ 우수 ☐ 보통 ☐ 미흡

8 실습을 통한 최종 점검 및 평가

번호	평가내용	그렇다	보통이다	아니다
01	코뼈 측방향 검사방법을 설명할 수 있다.	☐	☐	☐
02	코뼈 측방향 검사를 스스로 시행하고 영상을 평가할 수 있다.	☐	☐	☐

9 영상 해부학

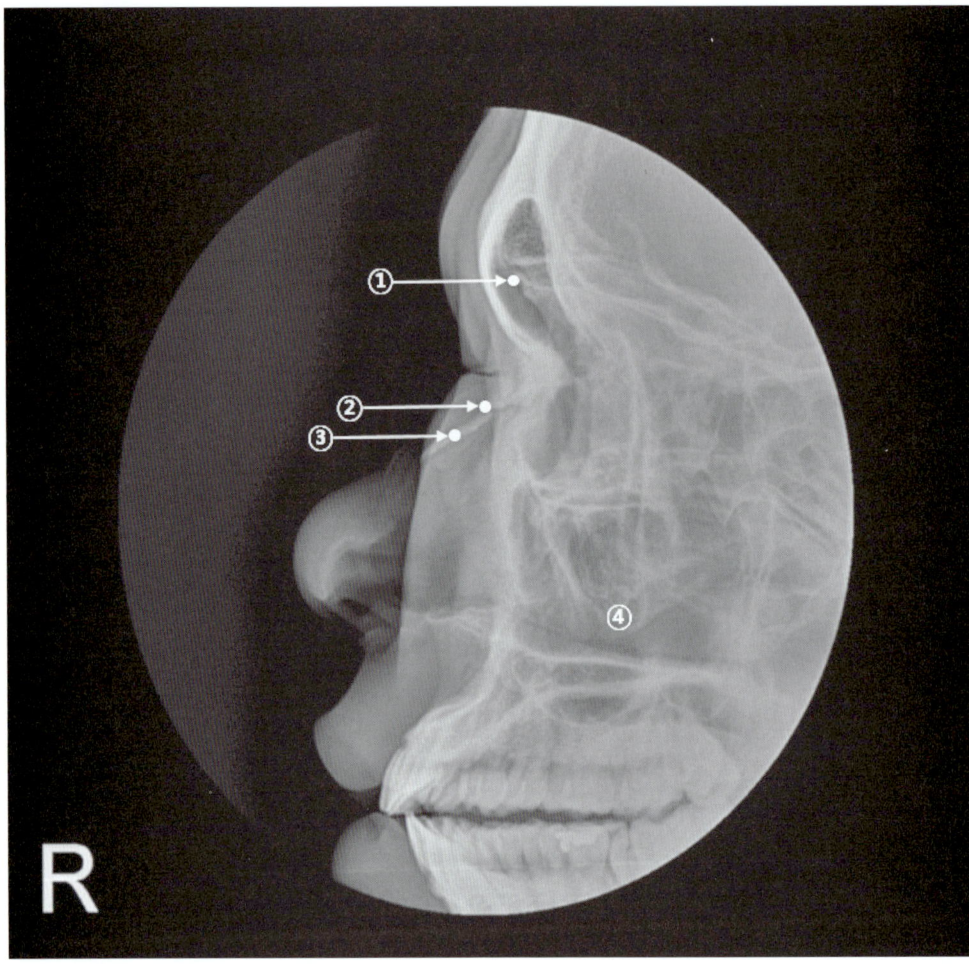

①：이마굴 (Frontal sinus)

②：이마코봉합 (Frontonasal suture)

③：코뼈 (Nasal bone)

④：위턱굴 (Maxillary sinus)

실습한 Nasal bone Lateral Projection 영상을 붙여 봅시다.

실습한 영상 붙이는 곳

Nasal bone Lateral Projection 검사방법에 대해 작성해 봅시다.

04 광대활 하악두정방향 검사

Zygomatic arch submentovertical Projection

1 검사목적

외상에 의한 광대활의 골절 및 변위 등 병변 유무 관찰

2 검사방법

1) 환자는 바로누운자세 혹은 앉은 자세에서 검사를 한다.
2) 눈확귀구멍선(IOML)이 영상수용체(IR)와 평행될 때까지 목을 신전시킨다.
3) 정중시상면이 영상수용체(IR)에 수직이 되도록 한다.
4) 머리가 회전되지 않았는지 확인한다.
5) 가능한 한 빨리 검사를 끝내도록 한다.

3 중심선

양쪽 광대활 사이 중앙을 향해 수직 입사

4 실습 시 평가사항

1) 검사 전 머리핀, 귀걸이 등 제거한다.
2) 조사야 크기를 적절하게 조절한다.
3) 광대활은 회전되지 않아야 한다.
4) 광대활은 다른 구조물과 겹쳐지지 않아야 한다.
5) 광대활은 영상 중앙에 대칭적으로 잘 나타나야 한다.
6) 광대활이 적절한 대조도와 농도로 잘 나타나야 한다.
7) 표지자(side marker)는 적절한 위치에 있어야 한다.

5 조사야 크기

8 × 10 inch (18 × 24 cm)

6 검사조건

kVp	mAs	SID(cm)

7 영상평가 기준에 따른 자가 진단 평가

☐ 탁월 ☐ 우수 ☐ 보통 ☐ 미흡

8 실습을 통한 최종 점검 및 평가

번호	평가내용	그렇다	보통이다	아니다
01	광대활 하악두정방향 검사방법을 설명할 수 있다.	☐	☐	☐
02	광대활 하악두정방향 검사를 스스로 시행하고 영상을 평가할 수 있다.	☐	☐	☐

memo

9 영상 해부학

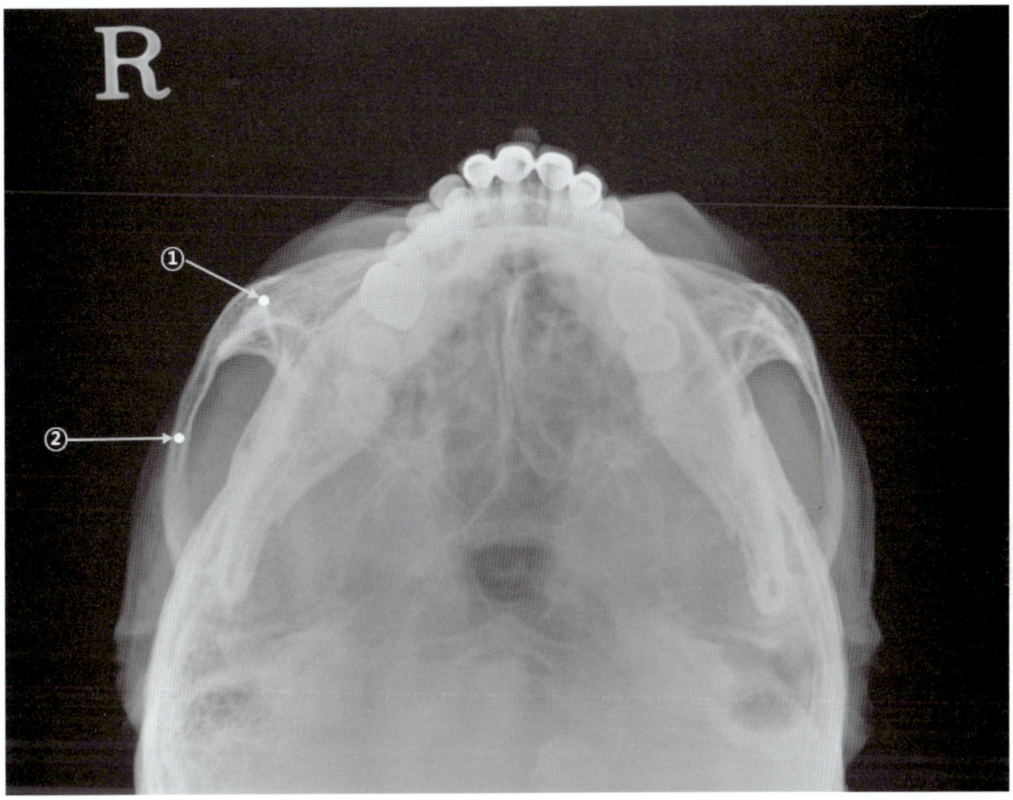

① : 광대뼈 (Zygomatic bone)

② : 광대활 (Zygomatic arch)

실습한 Zygomatic arch submentovertical Projection 영상을 붙여 봅시다.

실습한 영상 붙이는 곳

Zygomatic arch submentovertical Projection 검사방법에 대해 작성해 봅시다.

03

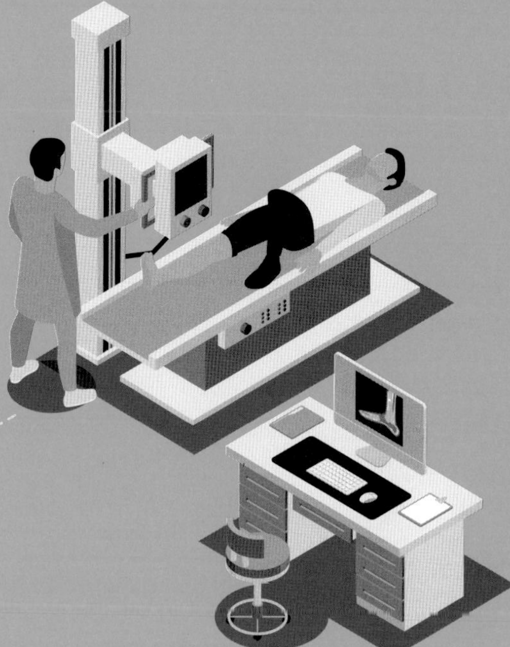

아래턱뼈 & 턱관절

Mandible & T-M joint

학습목표

❶ 아래턱뼈 후전방향 검사를 시행할 수 있다.

❷ 아래턱뼈 축측방향 검사를 시행할 수 있다.

❸ 턱관절 축측방향 검사를 시행할 수 있다.

01 아래턱뼈 후전 방향 검사
Mandible PA Projection

1 검사목적

아래턱뼈의 골절 및 골절 변위, 턱뼈 몸통, 턱뼈가지 등 관찰

2 검사방법

1) 환자는 엎드린 자세 혹은 앉은 자세에서 검사를 한다.
2) 정중시상면을 영상수용체(IR) 중심선과 맞춘다.
3) 환자의 코와 이마를 테이블에 닿게 한다.
4) 턱을 당겨 눈확귀구멍선(OML)이 영상수용체(IR)에 수직이 되도록 한다.
5) 입술이 만나는 지점이 영상수용체(IR) 중심에 오도록 한다.

3 중심선

입술이 만나는 지점을 향해 수직 입사

4 실습 시 평가사항

1) 검사 전 귀걸이, 목걸이 등 제거한다.
2) 조사야 크기를 적절하게 조절한다.
3) 아래턱뼈 부위의 회전이 없어야 한다.
4) 턱뼈가지와 턱뼈 몸통이 잘 나타나야 한다.
5) 턱관절, 턱뼈가지, 턱끝 부분이 포함되어야 한다.
6) 표지자(side marker)는 적절한 위치에 있어야 한다.

5 조사야 크기

8 × 10 inch (18 × 24 cm)

6 검사조건

kVp	mAs	SID(cm)

7 영상평가 기준에 따른 자가 진단 평가

☐ 탁월 ☐ 우수 ☐ 보통 ☐ 미흡

8 실습을 통한 최종 점검 및 평가

번호	평가내용	그렇다	보통이다	아니다
01	아래턱뼈 후전 방향 검사방법을 설명할 수 있다.	☐	☐	☐
02	아래턱뼈 후전 방향 검사를 스스로 시행하고 영상을 평가할 수 있다.	☐	☐	☐

memo

9 영상 해부학

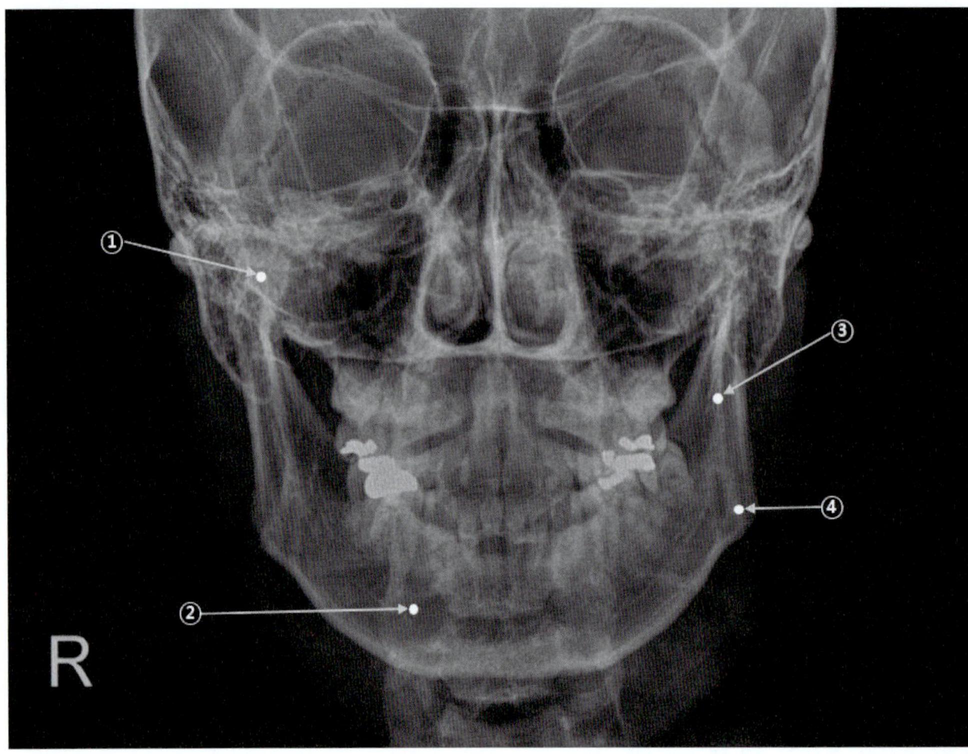

① : 관절돌기 (Condyloid process)

② : 아래턱뼈 몸통 (Mandible body)

③ : 아래턱뼈 가지 (Mandible ramus)

④ : 아래턱뼈 각 (Mandible angle)

실습한 Mandible PA Projection 영상을 붙여 봅시다.

실습한 영상 붙이는 곳

Mandible PA Projection 검사방법에 대해 작성해 봅시다.

02 아래턱뼈 축측방향 검사

Mandible Axiolateral Projection

1 검사목적

아래턱뼈의 골절 및 골절 변위, 턱뼈 몸통, 턱뼈가지, 관절돌기 등의 병변 유무 관찰

2 검사방법

1) 환자는 반엎드린 자세 혹은 앉은 자세에서 검사를 한다.
2) 머리를 검사측으로 돌린다.
3) 턱뼈 몸통 부분이 영상수용체(IR)에 밀착되도록 한다.
4) 턱뼈 몸통이 영상수용체(IR) 횡축과 평행이 되도록 한다.
5) 턱뼈가지와 목뼈가 겹치지 않도록 턱을 신전 시킨다.

3 중심선

턱뼈 몸통 중앙 지점을 향해 머리쪽 20 ~ 25° 입사

4 실습 시 평가사항

1) 검사 전 귀걸이, 목걸이 등 제거한다.
2) 조사야 크기를 적절하게 조절한다.
3) 비교를 위해 양쪽을 검사해야 한다.
4) 턱뼈가지는 목뼈와 겹치지 않아야 한다.
5) 턱관절돌기와 근육돌기가 잘 나타나야 한다.
6) 표지자(side marker)는 적절한 위치에 있어야 한다.

5 조사야 크기

10 × 12 inch (24 × 30 cm)

6 검사조건

kVp	mAs	SID(cm)

7 영상평가 기준에 따른 자가 진단 평가

☐ 탁월 ☐ 우수 ☐ 보통 ☐ 미흡

8 실습을 통한 최종 점검 및 평가

번호	평가내용	그렇다	보통이다	아니다
01	아래턱뼈 축측방향 검사방법을 설명할 수 있다.	☐	☐	☐
02	아래턱뼈 축측방향 검사를 스스로 시행하고 영상을 평가할 수 있다.	☐	☐	☐

memo

9 영상 해부학

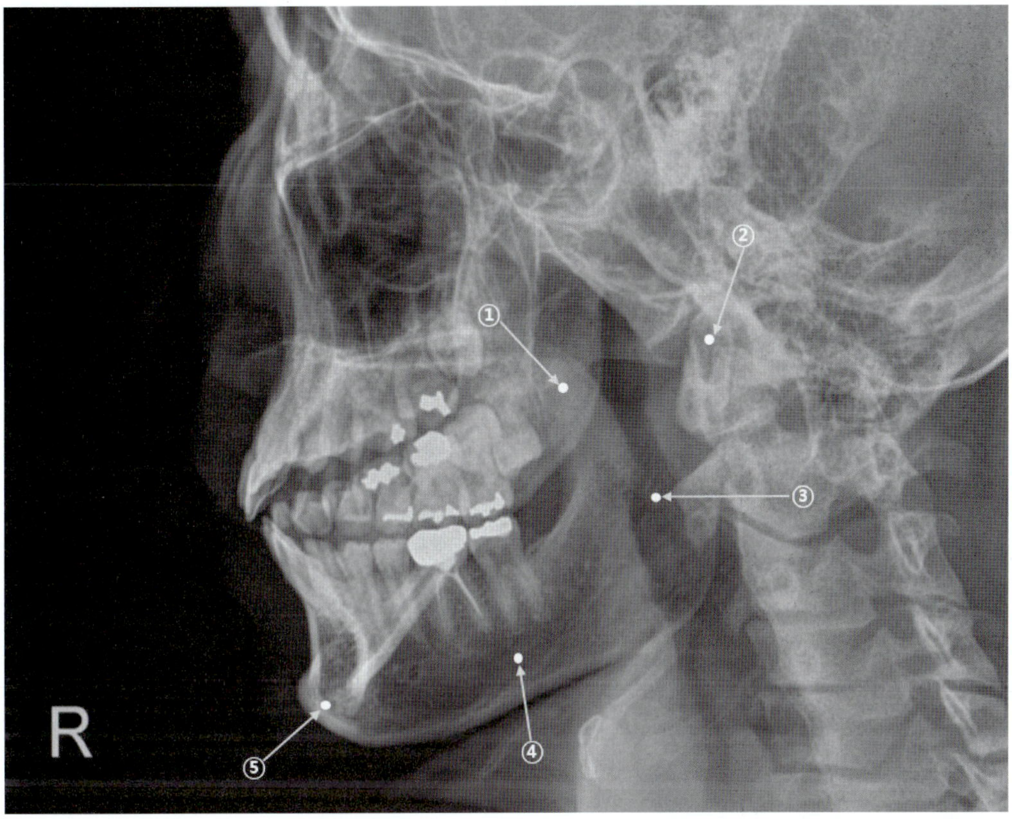

① : 근육돌기 (Coronoid process)

② : 관절돌기 (Condyloid process)

③ : 아래턱뼈 가지 (Mandible ramus)

④ : 아래턱뼈 몸통 (Mandible body)

⑤ : 턱끝융기 (Mental protuberance)

실습한 Mandible Axiolateral Projection 영상을 붙여 봅시다.

실습한 영상 붙이는 곳

Mandible Axiolateral Projection 검사방법에 대해 작성해 봅시다.

03 턱관절 축측방향 검사

T-M joint Axiolateral Projection

1 검사목적

턱관절 오목과 관절돌기 사이의 움직임 및 비정상적인 관계 관찰

입을 다문자세, 입을 벌린 자세로 검사한다.

2 검사방법

1) 환자는 반엎드린 자세 혹은 앉은 자세에서 검사를 한다.
2) 머리를 검사측으로 돌려 정측면자세가 되도록 한다.
   - 환자의 정중시상면이 영상수용체(IR)에 평행되도록 한다.
   - 눈확사이선(IPL)이 IR에 수직이 되도록 한다.
   - 눈확아래귀구멍선(IOML)이 IR 윗면 횡축과 평행되도록 한다.
3) 영상수용체(IR)에 중앙에 턱관절이 오도록 한다.

3 중심선

턱관절을 향해 다리쪽 25 ~ 30° 입사

4 실습 시 평가사항

1) 검사 전 귀걸이, 목걸이 등 제거한다.
2) 조사야 크기를 적절하게 조절한다.
3) 비교를 위해 양쪽을 검사해야 한다.
4) 입을 다문 영상에서는 턱관절오목 내의 관절돌기를 볼 수 있다.
5) 입을 벌린 영상에서는 턱관절오목 앞쪽으로 관절돌기가 이동된 것을 볼 수 있다.
6) 표지자(side marker)는 적절한 위치에 있어야 한다.

5 조사야 크기

10 × 12 inch (24 × 30 cm)

6 검사조건

kVp	mAs	SID(cm)

7 영상평가 기준에 따른 자가 진단 평가

☐ 탁월 ☐ 우수 ☐ 보통 ☐ 미흡

8 실습을 통한 최종 점검 및 평가

번호	평가내용	그렇다	보통이다	아니다
01	턱관절 축측방향 검사방법을 설명할 수 있다.	☐	☐	☐
02	턱관절 축측방향 검사를 스스로 시행하고 영상을 평가할 수 있다.	☐	☐	☐

memo

9 영상 해부학

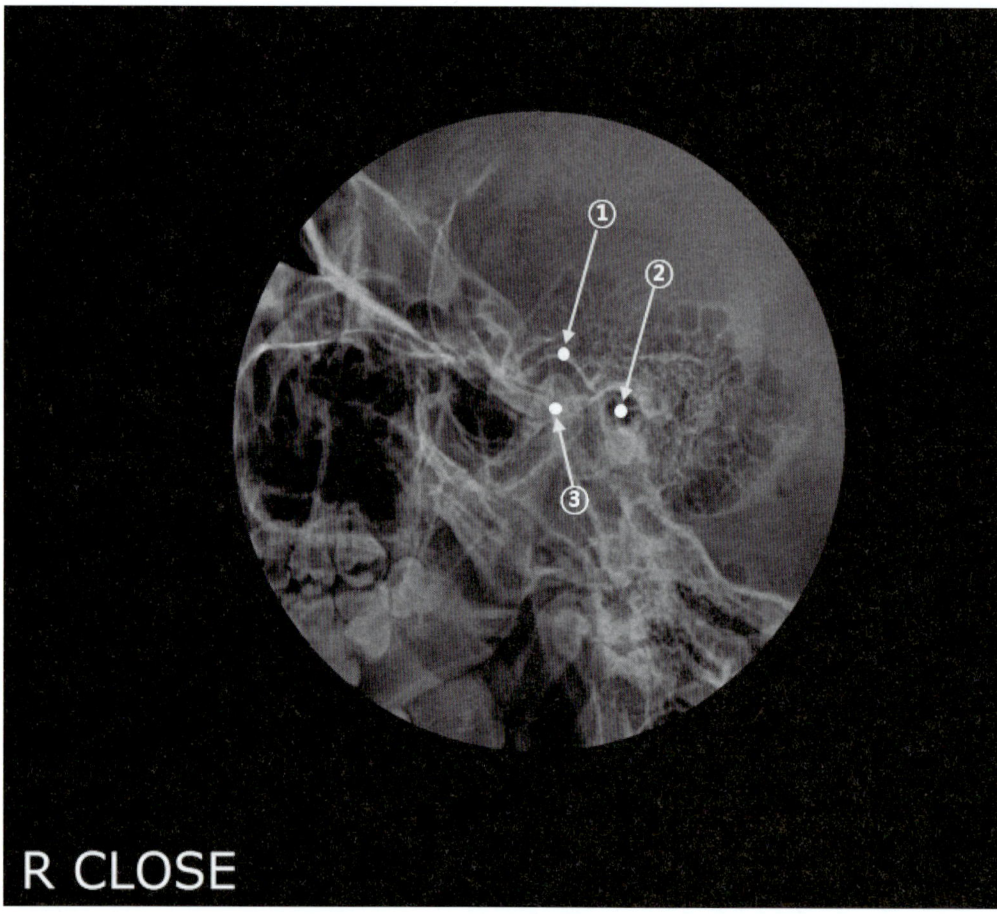

① : 턱관절 오목 (Mandible fossa)

② : 바깥귀길 (External acoustic meatus)

③ : 관절돌기 (Condyloid process)

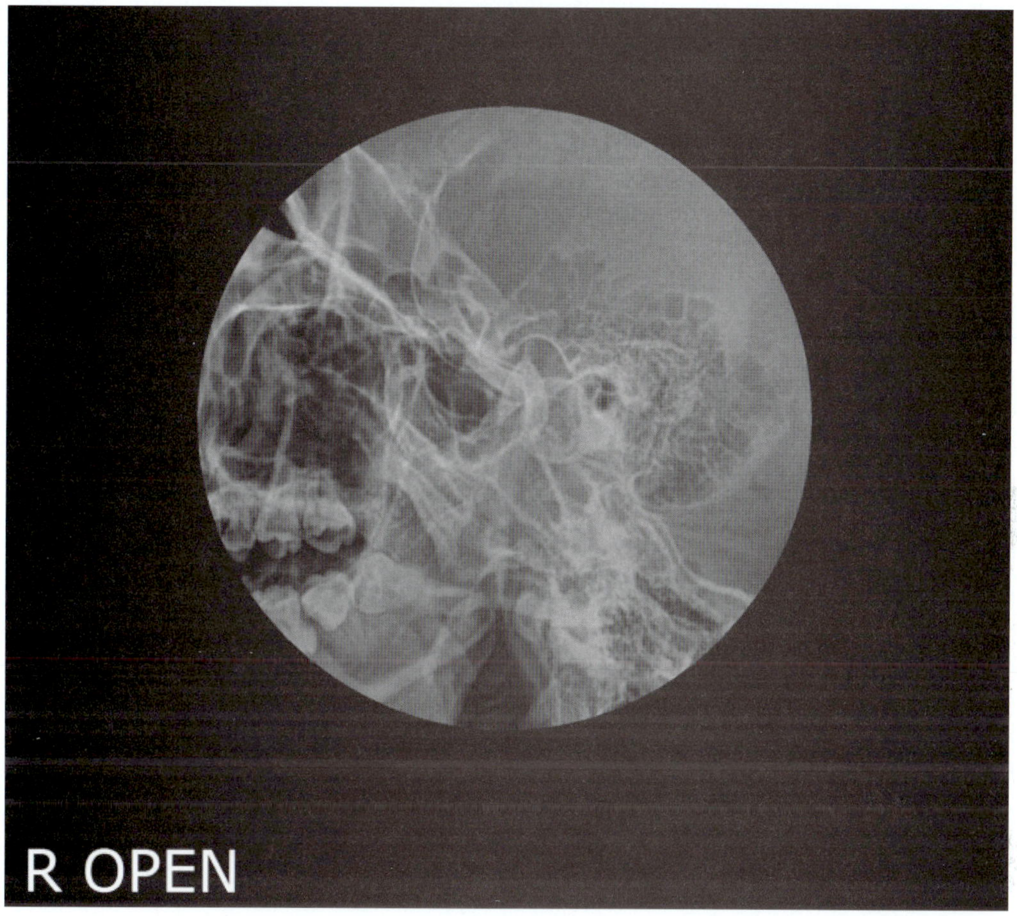
R OPEN

실습한 T-M Joint Axiolateral Projection 영상을 붙여 봅시다.

실습한 영상 붙이는 곳

T-M Joint Axiolateral Projection 검사방법에 대해 작성해 봅시다.

04

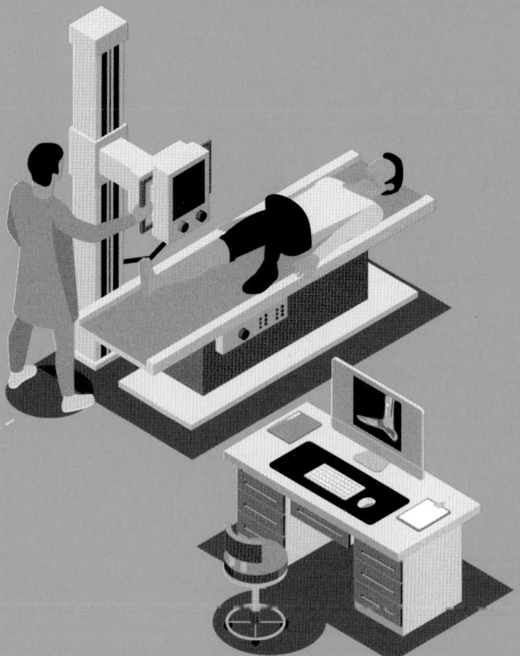

코곁굴 & 꼭지돌기

PNS & Mastoid process

학습목표

❶ 코곁굴 후전축방향(Caldwell법) 검사를 시행할 수 있다.

❷ 코곁굴 두정비극방향(waters법) 검사를 시행할 수 있다.

❸ 코곁굴 측방향 검사를 시행할 수 있다.

❹ 꼭지돌기 축측사방향(Law법) 검사를 시행할 수 있다.

❺ 꼭지돌기 축측사방향(Stenverse법) 검사를 시행할 수 있다.

01 코곁굴 후전 축방향 검사

PNS PA Axial Projection

Caldwell법

1 검사목적

이마굴, 앞벌집굴 등의 병변 유무 관찰

2 검사방법

1) 환자는 앉은 자세 혹은 선자세에서 검사를 한다.
2) 정중시상면이 영상수용체(IR) 중심선과 일치시킨다.
3) 환자의 코와 이마를 테이블에 닿게 한다.
4) 눈확귀구멍선(OML)이 영상수용체(IR)에 수직이 되도록 한다.
5) 코뿌리점(Nasion)이 영상수용체(IR) 중심에 오도록 한다.

3 중심선

코뿌리점(Nasion)을 향해서 발쪽으로 15°입사

4 실습 시 평가사항

1) 검사 전 머리핀, 귀걸이 등 제거한다.
2) 조사야 크기를 적절하게 조절한다.
3) 머리가 회전 되지 않아야 한다.
4) 코뿌리점이 영상 중앙에 나타나야 한다.
5) 이마굴과 앞벌집굴이 잘 나타나야 한다.
6) 바위능선이 눈확아래 1/3 지점에 위치해야 한다.
7) 표지자(side marker)는 적절한 위치에 있어야 한다.

5 조사야 크기

10 × 12 inch (24 × 30 cm)

6 검사조건

kVp	mAs	SID(cm)

7 영상평가 기준에 따른 자가 진단 평가

☐ 탁월 ☐ 우수 ☐ 보통 ☐ 미흡

8 실습을 통한 최종 점검 및 평가

번호	평가내용	그렇다	보통이다	아니다
01	코곁굴 후전 축방향 검사방법을 설명할 수 있다.	☐	☐	☐
02	코곁굴 후전 축방향 검사를 스스로 시행하고 영상을 평가할 수 있다.	☐	☐	☐

memo

9 영상 해부학

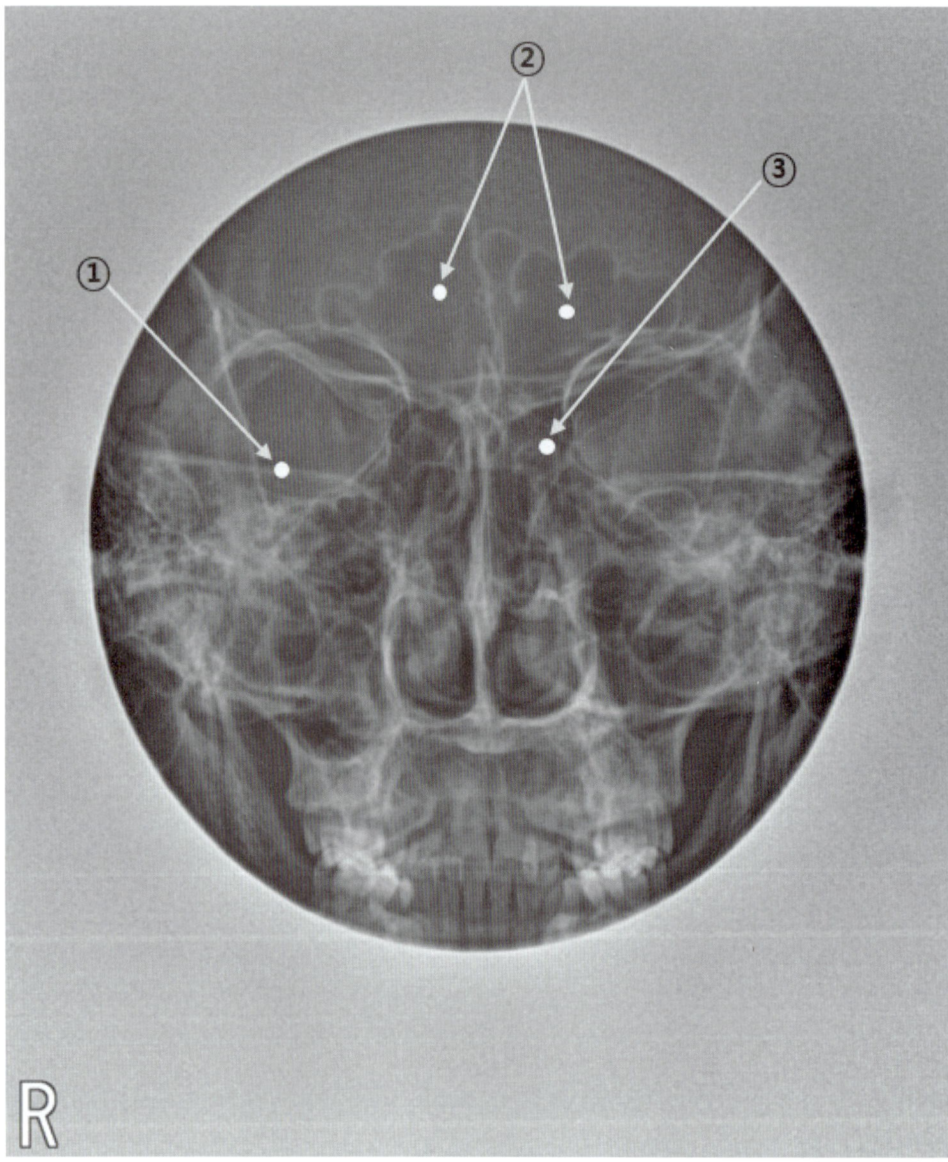

① : 바위능선 (Petrous ridge)

② : 이마굴 (Frontal sinus)

③ : 벌집굴 (Ethmoid sinus)

실습한 PNS PA Axial Projection 영상을 붙여 봅시다.

실습한 영상 붙이는 곳

PNS PA Axial Projection 검사방법에 대해 작성해 봅시다.

Waters법

02 코곁굴 두정비극방향 검사

PNS Parietoacanthial Projection

1 검사목적

위턱굴, 코곁굴염 등의 병변 유무 관찰

2 검사방법

1) 환자는 앉은 자세 혹은 선자세에서 검사를 한다.
2) 정중시상면이 영상수용체(IR)면 중심과 일치시킨다.
3) 코끝점(acanthion)이 영상수용체(IR)에 중앙에 오도록 한다.
4) 눈확귀구멍선(IOML)이 IR면과 37° 되도록 자세를 조절한다.
5) 머리가 회전되지 않았는지 확인한다.

3 중심선

코끝점(acanthion) 중심을 향해 수직 입사

4 실습 시 평가사항

1) 검사 전 머리핀, 귀걸이 등 제거한다.
2) 조사야 크기를 적절하게 조절한다.
3) 머리가 기울어지지 않아야 한다.
4) 영상 중앙에 코끝점이 위치해야 한다.
5) 위턱굴이 잘 나타나야 한다.
6) 바위능선이 위턱굴 바로 아래 나타나도록 잘 조절해야 한다.
7) 위턱굴을 잘 나타내기 위해 농도와 대조도가 충분해야 한다.
8) 표지자(side marker)는 적절한 위치에 있어야 한다.

5 조사야 크기

10 × 12 inch (24 × 30 cm)

6 검사조건

kVp	mAs	SID(cm)

7 영상평가 기준에 따른 자가 진단 평가

☐ 탁월 ☐ 우수 ☐ 보통 ☐ 미흡

8 실습을 통한 최종 점검 및 평가

번호	평가내용	그렇다	보통이다	아니다
01	코곁굴 두정비극방향 검사방법을 설명할 수 있다.	☐	☐	☐
02	코곁굴 두정비극방향 검사를 스스로 시행하고 영상을 평가할 수 있다.	☐	☐	☐

memo

9 영상 해부학

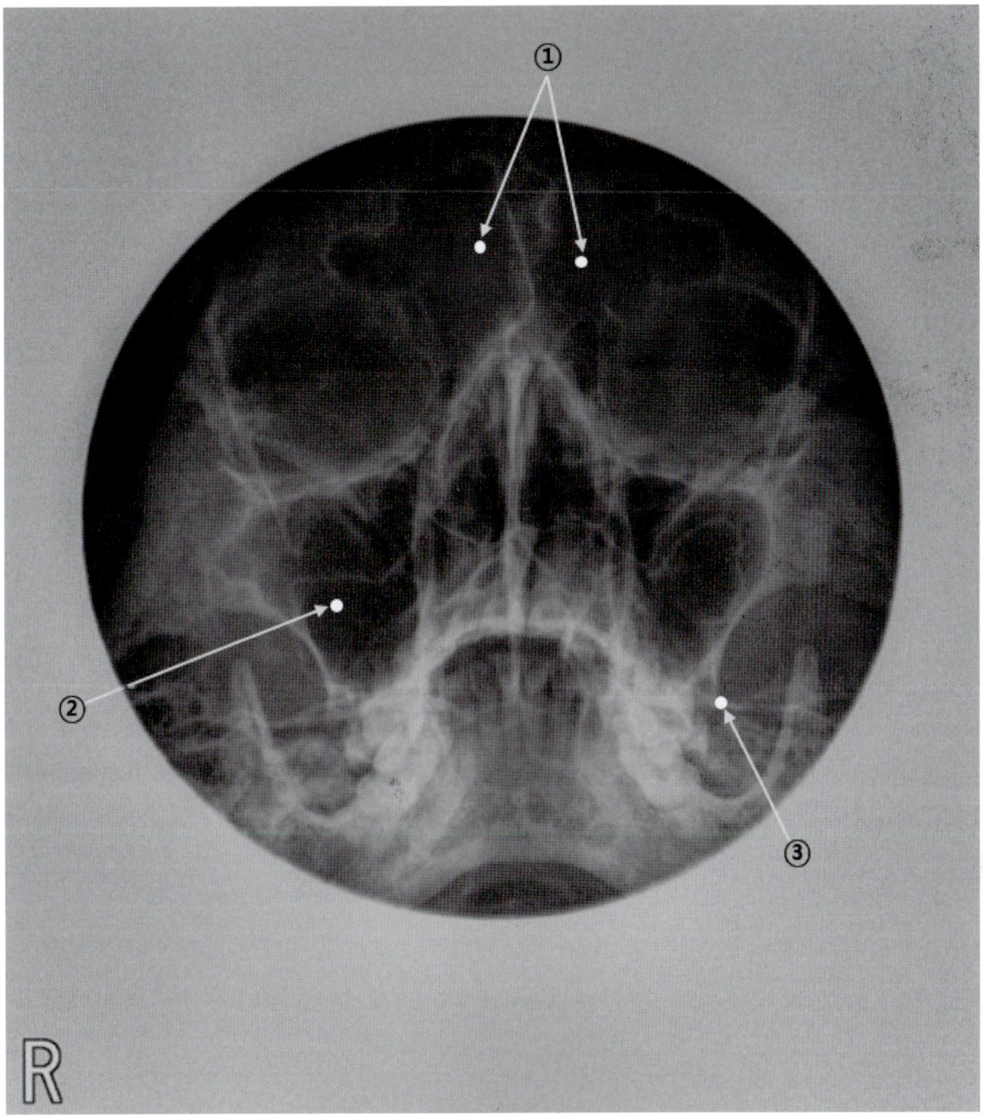

① : 이마굴 (Frontal sinus)

② : 위턱굴 (Maxillary sinus)

③ : 바위능선 (Petrous ridge)

실습한 PNS parietoacanthial Projection 영상을 붙여 봅시다.

실습한 영상 붙이는 곳

PNS parietoacanthial Projection 검사방법에 대해 작성해 봅시다.

03 코곁굴 측방향 검사

PNS Lateral Projection

1 검사목적

이마굴, 벌집굴, 나비굴, 위턱굴 등의 병변 유무 관찰

2 검사방법

1) 환자는 앉은 자세 혹은 선자세에서 검사를 한다.
2) 머리를 돌려 바깥귀길이 영상수용체(IR)에 중앙에 오도록 한다.
3) 정확한 측면자세가 되도록 조정한다.
   - 환자의 정중시상면이 영상수용체(IR)에 평행되도록 한다.
   - 눈확사이선(IPL)이 IR에 수직이 되도록 한다.
   - 눈확아래귀구멍선(IOML)이 IR 윗면 횡축과 평행되도록 한다.

3 중심선

가쪽 눈구석 뒤 2cm 정도 지점을 향해 수직 입사

4 실습 시 평가사항

1) 검사 전 머리핀, 귀걸이 등 제거한다.
2) 조사야 크기를 적절하게 조절한다.
3) 머리가 기울어지지 않아야 한다.
4) 4개의 코곁굴이 모두 잘 나타나야 한다.
5) 안장(sella turcica)은 회전되지 않고 잘 나타나야 한다.
7) 턱관절이 겹쳐서 잘 나타나야 한다.
8) 표지자(side marker)는 적절한 위치에 있어야 한다.

5 조사야 크기

10 × 12 inch (24 × 30 cm)

6 검사조건

kVp	mAs	SID(cm)

7 영상평가 기준에 따른 자가 진단 평가

☐ 탁월 ☐ 우수 ☐ 보통 ☐ 미흡

8 실습을 통한 최종 점검 및 평가

번호	평가내용	그렇다	보통이다	아니다
01	코곁굴 측방향 검사방법을 설명할 수 있다.	☐	☐	☐
02	코곁굴 측방향 검사를 스스로 시행하고 영상을 평가할 수 있다.	☐	☐	☐

memo

9 영상 해부학

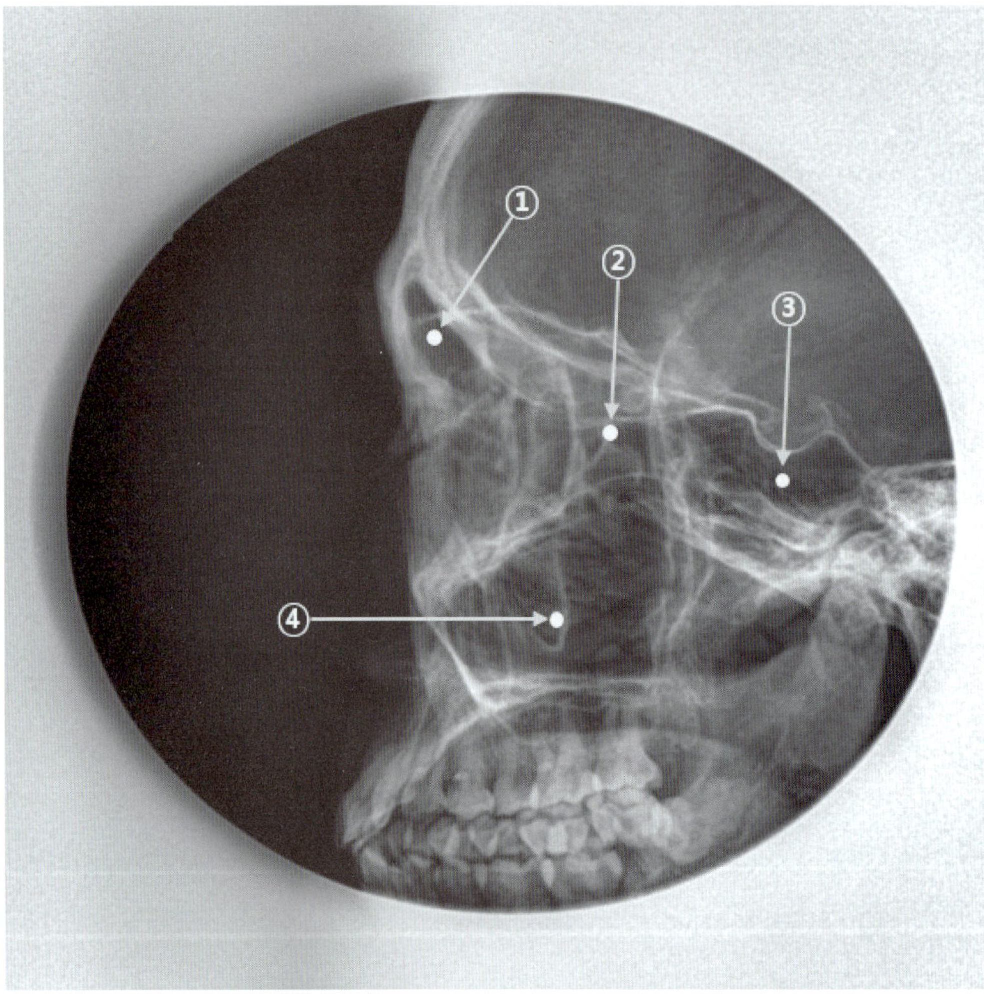

① : 이마굴 (Frontal sinus)

② : 벌집굴 (Ethmoid sinus)

③ : 나비굴 (Sphenoid sinus)

④ : 위턱굴 (Maxillary sinus)

실습한 PNS Lateral Projection 영상을 붙여 봅시다.

실습한 영상 붙이는 곳

PNS Lateral Projection 검사방법에 대해 작성해 봅시다.

04 꼭지돌기 축측사방향 검사

Law법

Mastoid Process Axiolateral Oblique Projection

1 검사목적

꼭지벌집, 고실, 고실천장 등의 병변 유무 관찰

2 검사방법

1) 환자는 반엎드린자세 혹은 앉은 자세에서 검사를 한다.
2) 머리를 돌려 정중시상면이 영상수용체(IR)에 평행이 되게 한다.
3) 얼굴을 영상수용체(IR)쪽으로 15° 회전시킨다.
4) 바깥귀길 뒤 2.5cm에 위치한 꼭지돌기 부분이 영상수용체(IR) 중앙에 오도록 위치시킨다.

3 중심선

검사쪽 꼭지돌기를 향해 발쪽으로 15° 입사

4 실습 시 평가사항

1) 검사 전 머리핀, 귀걸이 등 제거한다.
2) 조사야 크기를 적절하게 조절한다.
3) 비교하기 위해 양쪽 모두 검사해야 한다.
4) 검사쪽 꼭지벌집 등은 바깥귀길 뒤쪽에 나타나야 한다.
5) 검사반대쪽 꼭지벌집은 검사쪽 꼭지벌집과 겹치지 않아야 한다.
6) 표지자(side marker)는 적절한 위치에 있어야 한다.

5 조사야 크기

10 × 12 inch (24 × 30 cm)

6 검사조건

kVp	mAs	SID(cm)

7 영상평가 기준에 따른 자가 진단 평가

☐ 탁월 ☐ 우수 ☐ 보통 ☐ 미흡

8 실습을 통한 최종 점검 및 평가

번호	평가내용	그렇다	보통이다	아니다
01	꼭지돌기 축측사방향 검사방법을 설명할 수 있다.	☐	☐	☐
02	꼭지돌기 축측사방향 검사를 스스로 시행하고 영상을 평가할 수 있다.	☐	☐	☐

memo

9 영상 해부학

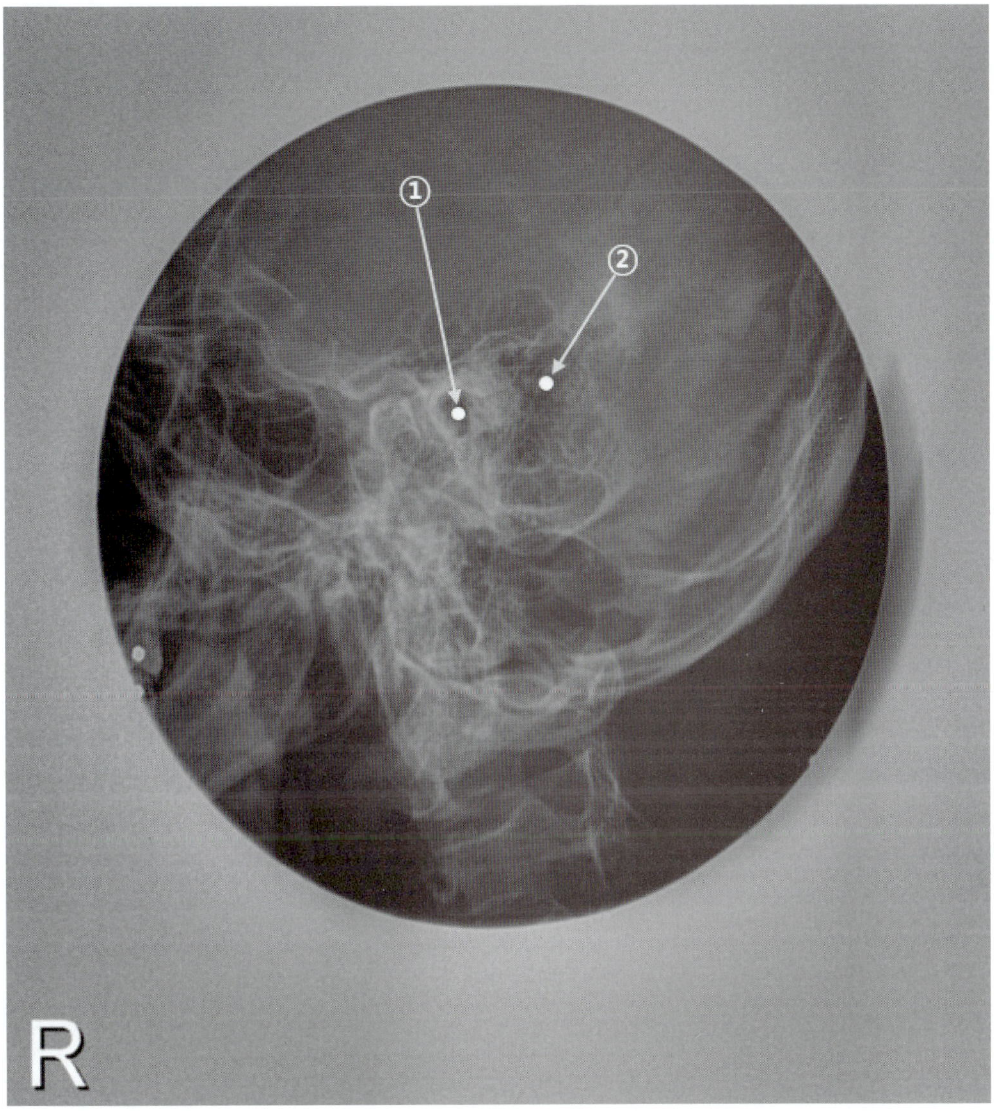

① : 바깥귀길 (External acoustic meatus) ② : 꼭지벌집 (Mastoid air cell)

실습한 Mastoid Process Axiolateral Oblique Projection 영상을 붙여 봅시다.

실습한 영상 붙이는 곳

Mastoid Process Axiolateral Obliaue Projection 검사방법에 대해 작성해 봅시다.

05 꼭지돌기 축측사방향 검사

Stenvers법

Mastoid Process Axiolateral Oblique Projection

1 검사목적

꼭지벌집, 속귀길, 속귀안뜰 등의 병변 유무 관찰

2 검사방법

1) 환자는 반엎드린자세 혹은 앉은 자세에서 검사를 한다.
2) 머리의 정중시상면이 영상수용체(IR) 중앙에 오도록 한다.
3) 이마, 광대뼈, 코를 영상수용체(IR)에 밀착시킨다.
4) 검사쪽 바깥귀길 앞 2.5cm 지점이 영상수용체(IR) 중앙에 오도록 위치시킨다.

3 중심선

영상수용체(IR) 중앙점을 향해 머리쪽으로 12°입사

4 실습 시 평가사항

1) 검사 전 머리핀, 귀걸이 등 제거한다.
2) 조사야 크기를 적절하게 조절한다.
3) 비교하기 위해 양쪽 모두 검사해야 한다.
4) 검사쪽 꼭지돌기가 잘 나타나야 한다.
5) 검사쪽 꼭지돌기는 머리뼈 밑에 반측면상으로 잘 나타나야 한다.
6) 표지자(side marker)는 적절한 위치에 있어야 한다.

5 조사야 크기

10 × 12 inch (24 × 30 cm)

6 검사조건

kVp	mAs	SID(cm)

7 영상평가 기준에 따른 자가 진단 평가

☐ 탁월 ☐ 우수 ☐ 보통 ☐ 미흡

8 실습을 통한 최종 점검 및 평가

번호	평가내용	그렇다	보통이다	아니다
01	꼭지돌기 축측사방향 검사방법을 설명할 수 있다.	☐	☐	☐
02	꼭지돌기 축측사방향 검사를 스스로 시행하고 영상을 평가할 수 있다.	☐	☐	☐

memo

9 영상 해부학

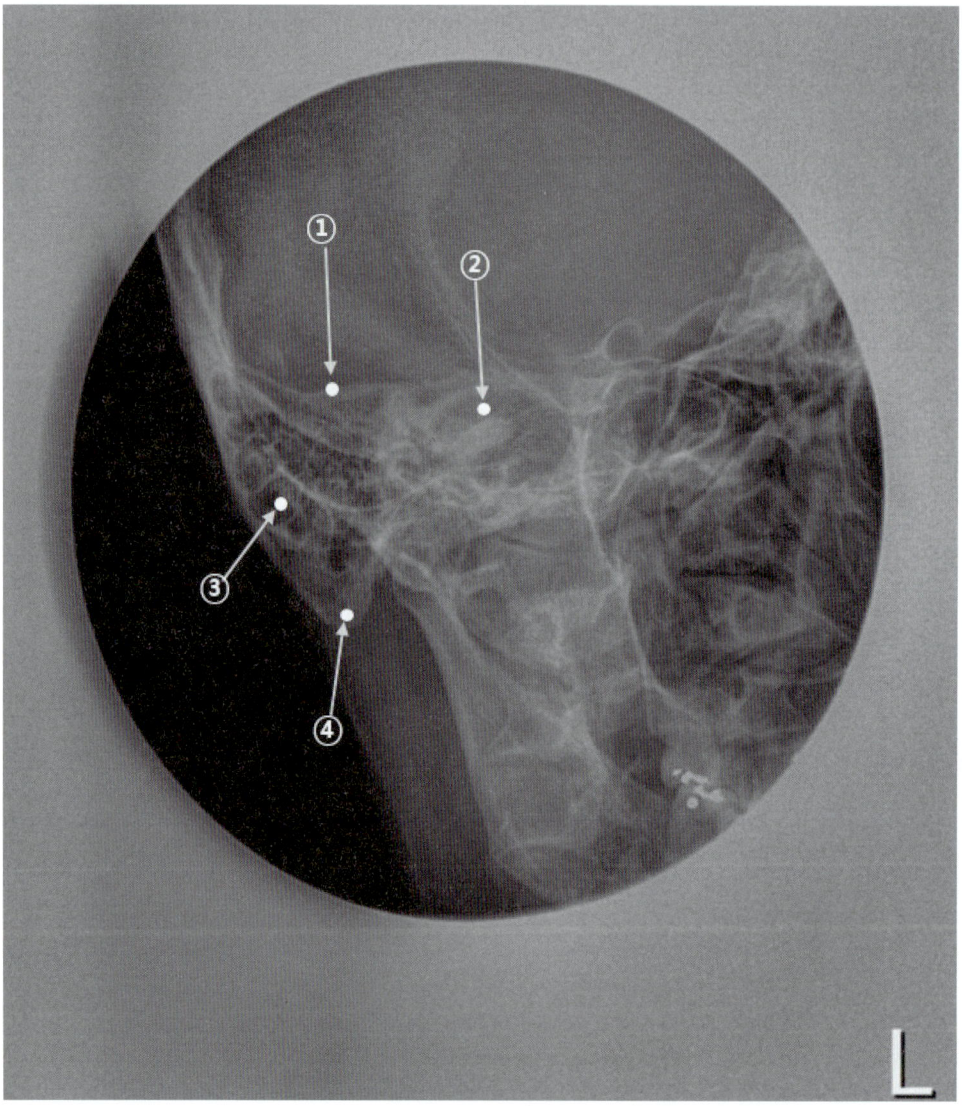

① : 바위능선 (Petrous ridge)

② : 속귀길 (Internal auditory meatus)

③ : 꼭지벌집 (Mastoid air cell)

④ : 꼭지돌기 (Mastoid process)

실습한 Mastoid Process Axiolateral Obliaue Projection 영상을 붙여 봅시다.

실습한 영상 붙이는 곳

Mastoid Process Axiolateral Obliaue Projection 검사방법에 대해 작성해 봅시다.

05

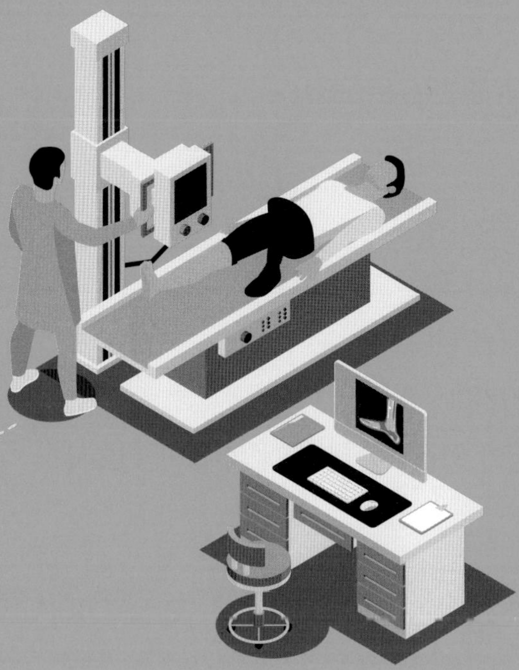

목뼈 & 등뼈

C-Spine & T-Spine

학습목표

1. 목뼈 개구위 전후방향 검사를 시행할 수 있다.
2. 목뼈 전후 축방향 검사를 시행할 수 있다.
3. 목뼈 전후 사방향 검사를 시행할 수 있다.
4. 목뼈 측방향 검사를 시행할 수 있다.
5. 목뼈 측방향(굽힘) 검사를 시행할 수 있다.
6. 목뼈 측방향(폄) 검사를 시행할 수 있다.
7. 등뼈 전후방향 검사를 시행할 수 있다.
8. 등뼈 전후 사방향 검사를 시행할 수 있다.
9. 등뼈 측방향 검사를 시행할 수 있다.

01 목뼈 개구위 전후방향 검사

Open mouth view

Atlas & Axis AP open mouth Projection

1 검사목적

외상에 의한 치아돌기 골절 및 고리중쇠관절 등의 병변 유무 관찰

2 검사방법

1) 환자는 바로누운자세 혹은 앉은 자세에서 검사를 한다.
2) 정중시상면이 영상수용체(IR) 중심선과 일치시킨다.
3) 위쪽 앞니와 꼭지돌기 끝부분을 연결한 지점이 영상수용체(IR)에 수직이 되도록 자세를 고정한 후, 입을 최대한 벌린다.
4) 벌려진 입의 중앙이 영상수용체(IR) 중심에 오도록 한다.

3 중심선

벌려진 입의 중앙점을 향해 수직 입사

4 실습 시 평가사항

1) 검사 전 머리핀, 귀걸이 등 제거한다.
2) 조사야 크기를 적절하게 조절한다.
3) 입을 크게 벌리고 머리뼈와 겹치지 않도록 한다.
4) 고리뼈와 중쇠뼈 몸통 등이 잘 나타나야 한다.
5) 치아돌기, 고리중쇠 관절이 잘 나타나야 한다.
6) 표지자(side marker)는 적절한 위치에 있어야 한다.

5 조사야 크기

10 × 12 inch (24 × 30 cm)

6 검사조건

kVp	mAs	SID(cm)

7 영상평가 기준에 따른 자가 진단 평가

☐ 탁월 ☐ 우수 ☐ 보통 ☐ 미흡

8 실습을 통한 최종 점검 및 평가

번호	평가내용	그렇다	보통이다	아니다
01	목뼈 개구위 전후방향 검사방법을 설명할 수 있다.	☐	☐	☐
02	목뼈 개구위 전후방향 검사를 스스로 시행하고 영상을 평가할 수 있다.	☐	☐	☐

memo

9 영상 해부학

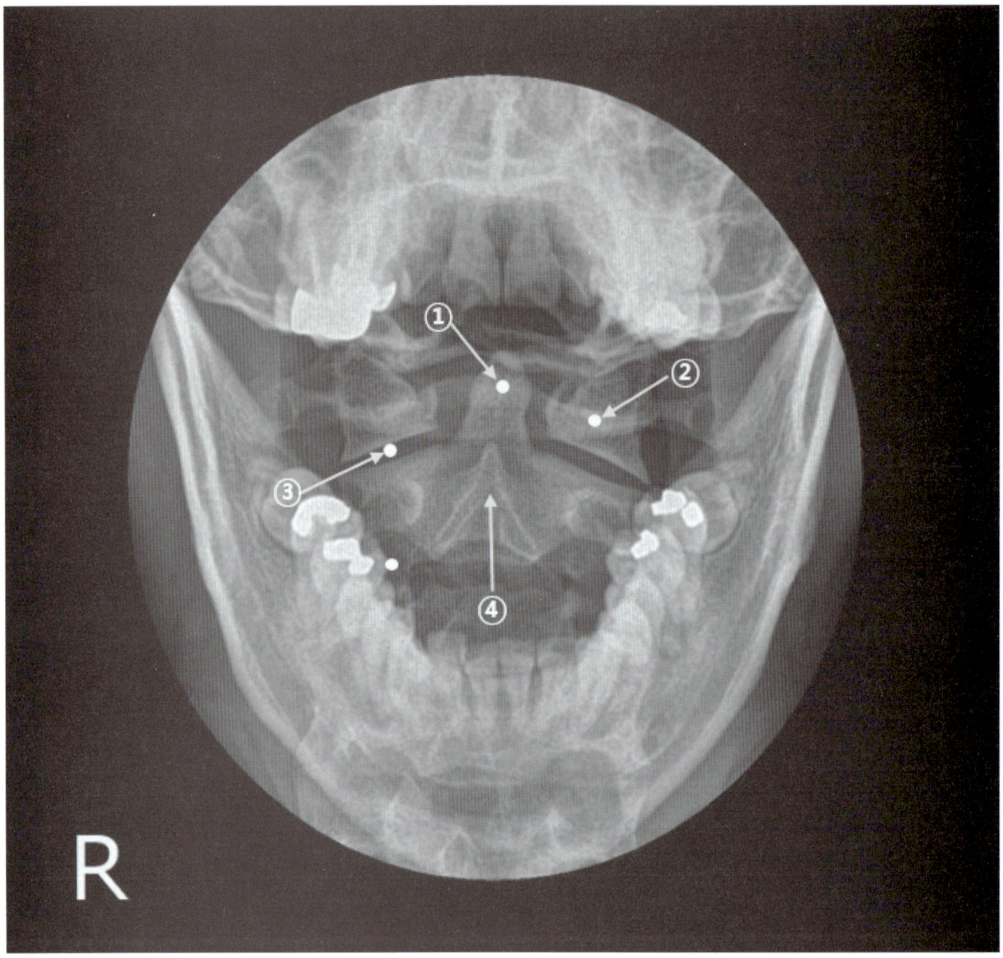

① : 치아돌기 (Dens, Odontoid process)

② : 가쪽덩이 (Lateral mass)

③ : 돌기사이관절 (Zygapophyseal joint space, C1–C2)

④ : 꼭지돌기 (Mastoid process)

실습한 Atls & Axis AP open mouth Projection 영상을 붙여 봅시다.

실습한 영상 붙이는 곳

Atls & Axis AP open mouth Projection 검사방법에 대해 작성해 봅시다.

02 목뼈 전후 축방향 검사
C-Spine AP Axial Projection

1 검사목적

외상에 의한 목뼈 골절(C3-C7) 및 압박골절 등의 병변 유무 관찰

2 검사방법

1) 환자는 선자세 혹은 바로누운자세에서 검사를 한다.
2) 정중시상면이 영상수용체(IR) 중심선과 일치시킨다.
3) 양쪽 어깨에 힘을 빼고, 어깨를 밀착시켜 같은 수평면에 오게 한다.
4) 턱을 약간 들고 교합면과 꼭지돌기 끝을 연결한 선이 영상수용체(IR)에 수직이 되도록 한다.
5) 방패연골 하연부 지점(C4)이 영상수용체(IR) 중앙에 오도록 한다.

3 중심선

방패연골 하연부 지점(C4) 지점을 향해 머리쪽으로 15 ~ 20° 입사

4 실습 시 평가사항

1) 검사 전 귀걸이 등 제거한다.
2) 조사야 크기를 적절하게 조절한다.
3) 목뼈가 회전되지 않아야 한다.
4) 가시돌기는 중앙에서 잘 나타나야 한다.
5) 목뼈가 (C3 ~ C7) 잘 나타나야 한다.
6) 척추원반사이가 잘 나타나야 한다.
7) 표지자(side marker)는 적절한 위치에 있어야 한다.

5 조사야 크기

10 × 12 inch (24 × 30 cm)

6 검사조건

kVp	mAs	SID(cm)

7 영상평가 기준에 따른 자가 진단 평가

☐ 탁월 ☐ 우수 ☐ 보통 ☐ 미흡

8 실습을 통한 최종 점검 및 평가

번호	평가내용	그렇다	보통이다	아니다
01	목뼈 전후 축방향 검사방법을 설명할 수 있다.	☐	☐	☐
02	목뼈 전후 축방향 검사를 스스로 시행하고 영상을 평가할 수 있다.	☐	☐	☐

memo

9 영상 해부학

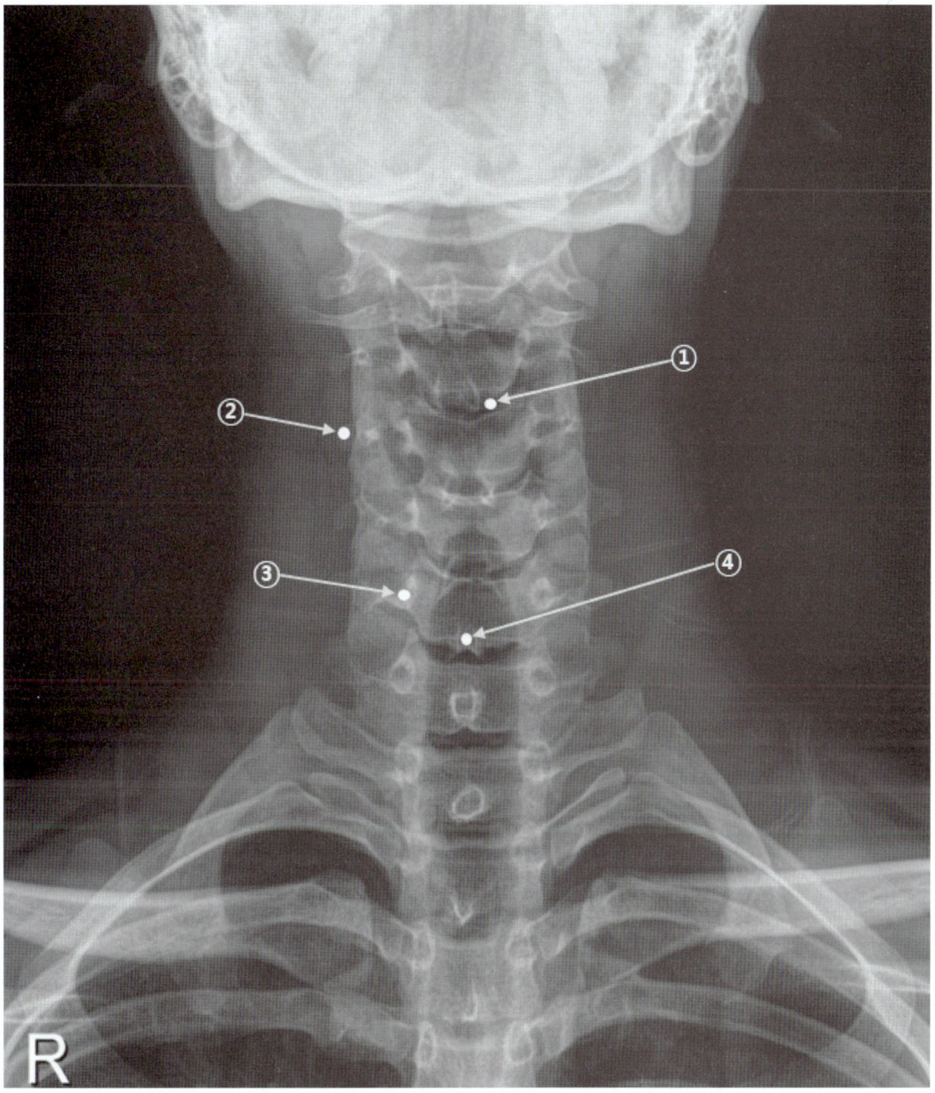

① : 척추사이공간 (Intervertebral disk space)

② : 가로돌기 (Transverse process)

③ : 고리뿌리 (Pedicle)

④ : 가시돌기 (Spinous process)

실습한 C-Spine AP Axial Projection 영상을 붙여 봅시다.

실습한 영상 붙이는 곳

C-Spine AP Axial Projection 검사방법에 대해 작성해 봅시다.

03 목뼈 전후 사방향 검사

RPO & LPO position

C-Spine AP Oblique Projection

1 검사목적

외상에 의한 목뼈 골절과 연부조직 등의 병변 및 척추사이구멍 협착 유무 관찰

2 검사방법

1) 환자는 선자세 혹은 앉은자세에서 검사를 한다.
2) 정중시상면이 영상수용체(IR) 중심선과 일치시킨다.
3) 양쪽 어깨를 영상수용체(IR)에 밀착시킨 후 45°되게 회전시킨다.
4) 턱을 약간 들어 목뼈와 턱뼈가지가 겹치지 않도록 한다.
5) 방패연골 하연부 지점(C4)이 영상수용체(IR) 중앙에 오도록 한다.

3 중심선

방패연골 하연부 지점(C4) 지점을 향해 머리쪽으로 15 ~ 20° 입사

4 실습 시 평가사항

1) 검사 전 귀걸이 등 제거한다.
2) 조사야 크기를 적절하게 조절한다.
3) 목뼈의 각 척추사이구멍이 잘 나타나야 한다.
4) 고리뿌리가 잘 나타나야 한다.
5) 목뼈와 턱뼈가지가 겹치지 않아야 한다.
6) 표지자(side marker)는 적절한 위치에 있어야 한다.

5 조사야 크기

10 × 12 inch (24 × 30 cm)

6 검사조건

kVp	mAs	SID(cm)

7 영상평가 기준에 따른 자가 진단 평가

☐ 탁월 ☐ 우수 ☐ 보통 ☐ 미흡

8 실습을 통한 최종 점검 및 평가

번호	평가내용	그렇다	보통이다	아니다
01	목뼈 전후 사방향 검사방법을 설명할 수 있다.	☐	☐	☐
02	목뼈 전후 사방향 검사를 스스로 시행하고 영상을 평가할 수 있다.	☐	☐	☐

memo

9 영상 해부학

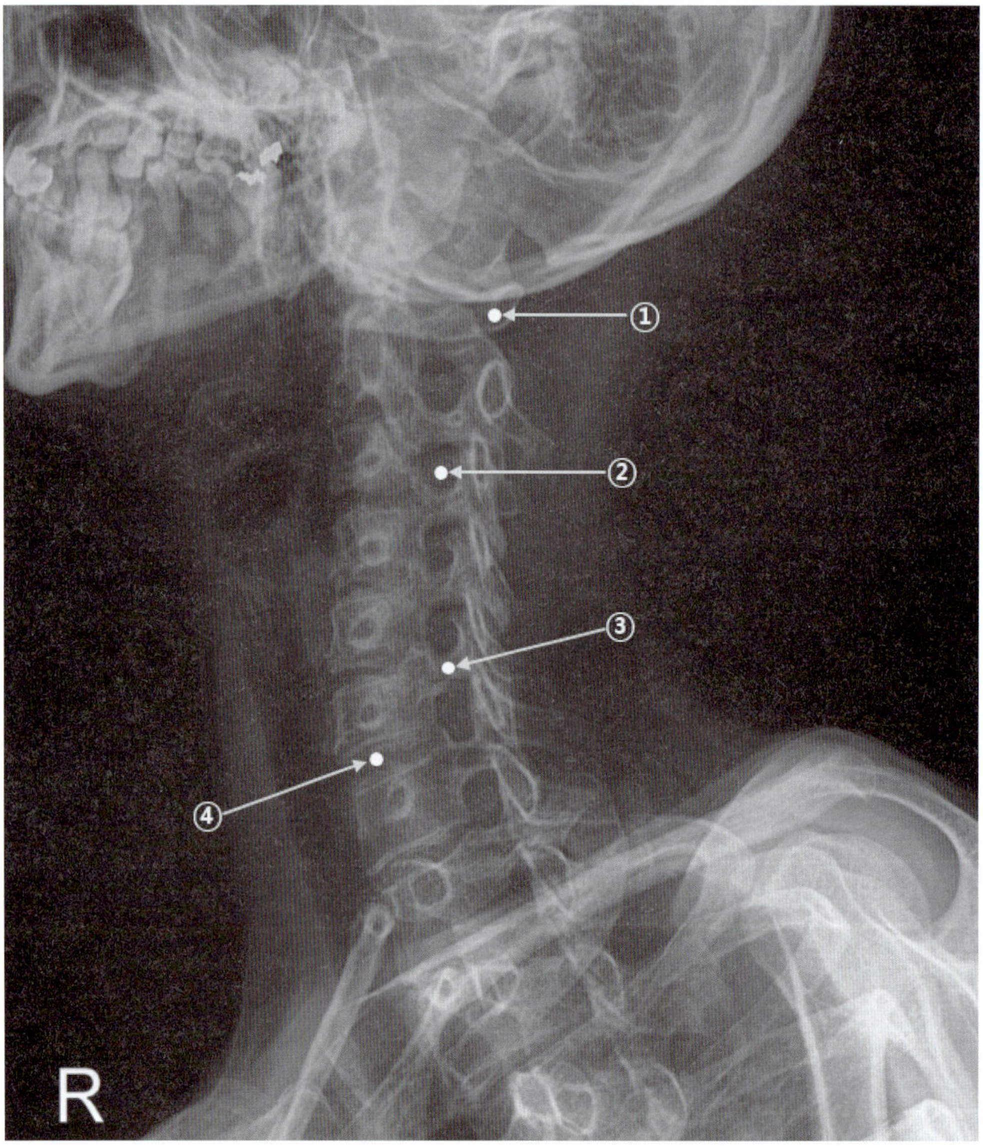

① : 뒤고리 (Posterior arch, C1)

② : 척추사이구멍 (Intervertebral foramen)

③ : 고리뿌리 (Pedicle)

④ : 척추사이공간 (Intervertebral disk space)

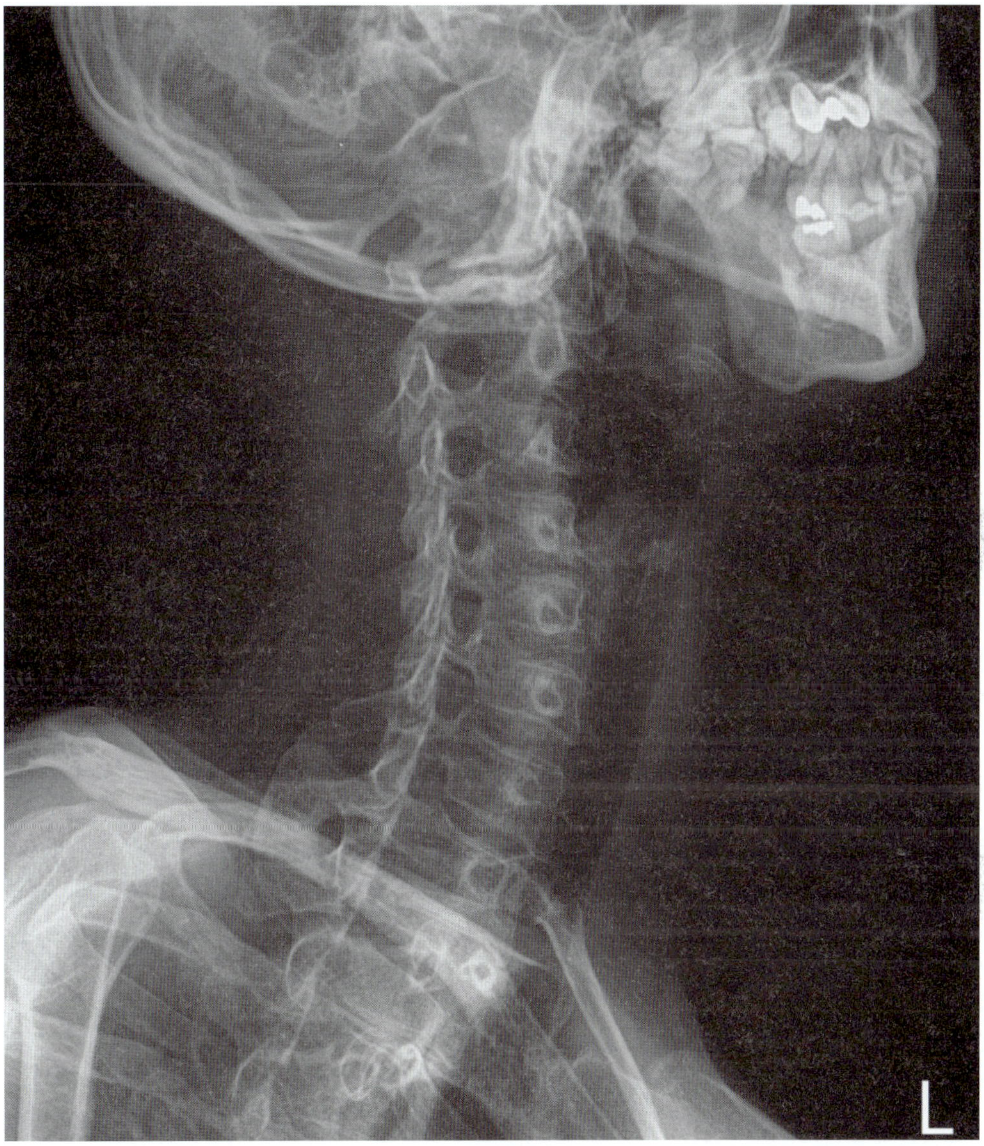
L

실습한 C-Spine AP Oblique Projection 영상을 붙여 봅시다.

실습한 영상 붙이는 곳

C-Spine AP Oblique Projection 검사방법에 대해 작성해 봅시다.

04 목뼈 측방향 검사
C-Spine Lateral Projection

1 검사목적

외상에 의한 목뼈 골절 및 압박골절, 연부조직 등의 병변 유무 관찰

2 검사방법

1) 환자는 선자세 혹은 바로누운자세에서 검사를 한다.
2) 정중시상면이 영상수용체(IR) 중심선과 일치시킨다.
3) 양쪽 어깨에 힘을 빼고, 어깨를 내리도록 한다.
4) 턱을 약간 들어 턱뼈가지와 목뼈가 겹치는 것을 방지한다.
5) 방패연골 하연부 지점(C4)이 영상수용체(IR) 중앙에 오도록 한다.
6) SID 거리는 약 180cm 정도가 되게 한다.

3 중심선

방패연골 하연부 지점(C4) 지점을 향해 수평으로 입사

4 실습 시 평가사항

1) 검사 전 귀걸이 등 제거한다.
2) 조사야 크기를 적절하게 조절한다.
3) 목뼈가 회전되지 않아야 한다.
4) 목뼈 전체가 (C1 ~ C7) 잘 나타나야 한다.
5) 목뼈 몸통 및 척추사이관절 공간 등이 잘 나타나야 한다.
6) 목뼈와 턱뼈가지가 겹치지 않아야 한다.
7) 표지자(side marker)는 적절한 위치에 있어야 한다.

5 조사야 크기

10 × 12 inch (24 × 30 cm)

6 검사조건

kVp	mAs	SID(cm)

7 영상평가 기준에 따른 자가 진단 평가

☐ 탁월 ☐ 우수 ☐ 보통 ☐ 미흡

8 실습을 통한 최종 점검 및 평가

번호	평가내용	그렇다	보통이다	아니다
01	목뼈 측방향 검사방법을 설명할 수 있다.	☐	☐	☐
02	목뼈 측방향 검사를 스스로 시행하고 영상을 평가할 수 있다.	☐	☐	☐

memo

9 영상 해부학

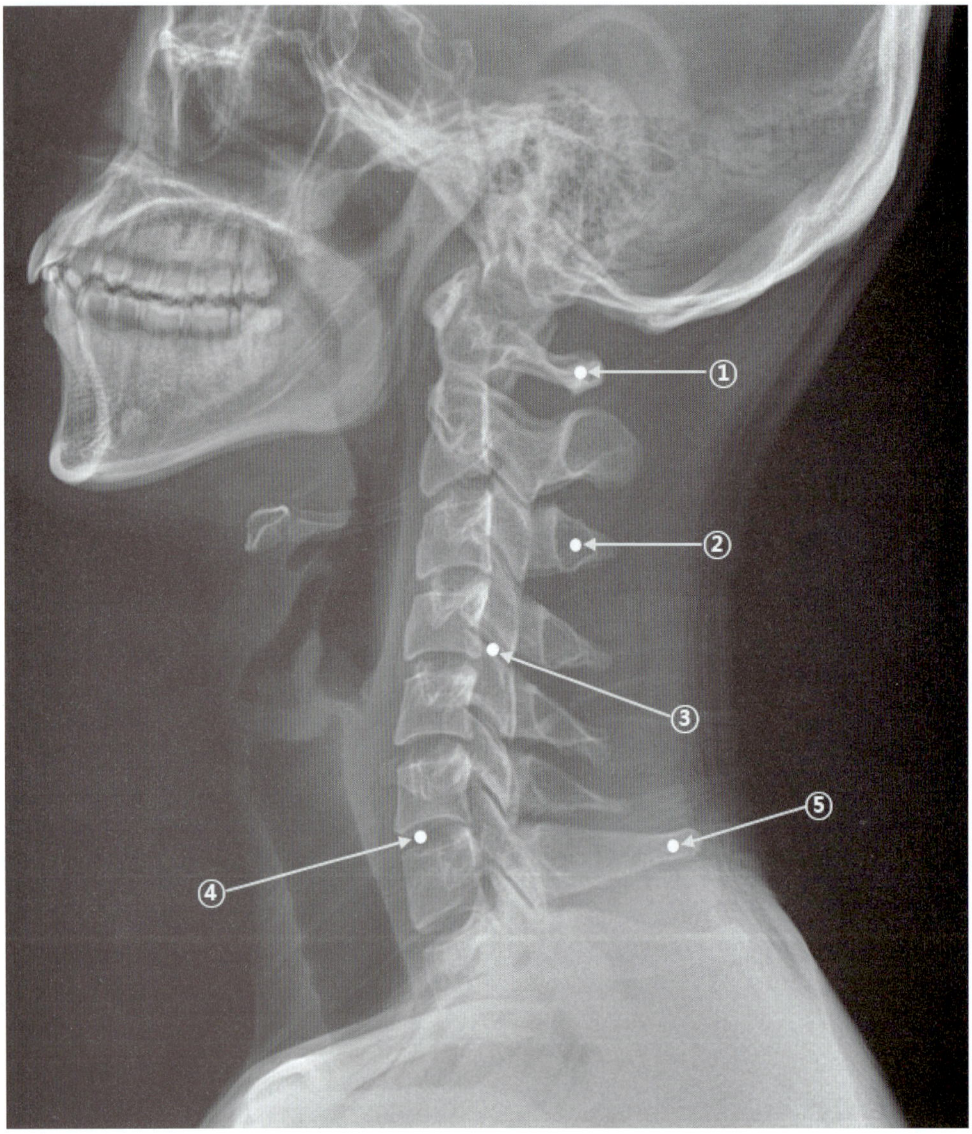

①：뒤고리 (Posterior arch, C1)

②：가시돌기 (Spinous process)

③：돌기사이관절 (Zygapophyseal joint)

④：척추사이공간 (Intervertebral disk space)

⑤：솟을뼈 (Prominens)

실습한 C-Spine Lateral Projection 영상을 붙여 봅시다.

실습한 영상 붙이는 곳

C-Spine Lateral Projection 검사방법에 대해 작성해 봅시다.

05 목뼈 측방향 검사
C-Spine Lateral Projection

Flexion position

1 검사목적

목뼈 전후의 운동성을 보기위한 기능적 검사, 운동에 의한 이상 유무 관찰

2 검사방법

1) 환자는 선자세 혹은 앉은자세에서 검사를 한다.
2) 정중시상면이 영상수용체(IR) 중심선과 일치시킨다.
3) 양쪽 어깨에 힘을 빼고, 어깨를 내리도록 한다.
4) 목을 최대한 숙인 굽힘자세가 되도록 한다.
5) 방패연골 하연부 지점(C4)이 영상수용체(IR) 중앙에 오도록 한다.
6) SID 거리는 약 180cm 정도가 되게 한다.

3 중심선

방패연골 하연부 지점(C4) 지점을 향해 수평으로 입사

4 실습 시 평가사항

1) 검사 전 귀걸이 등 제거한다.
2) 조사야 크기를 적절하게 조절한다.
3) 목뼈가 회전되지 않아야 한다.
4) 목뼈 전체가 (C1 ~ C7) 잘 나타나야 한다.
5) 가시돌기가 분리되어 나타나야 한다.
6) 목뼈와 턱뼈가지가 겹치지 않아야 한다.
7) 표지자(side marker)는 적절한 위치에 있어야 한다.

5 조사야 크기

10 × 12 inch (24 × 30 cm)

6 검사조건

kVp	mAs	SID(cm)

7 영상평가 기준에 따른 자가 진단 평가

☐ 탁월 ☐ 우수 ☐ 보통 ☐ 미흡

8 실습을 통한 최종 점검 및 평가

번호	평가내용	그렇다	보통이다	아니다
01	목뼈 측방향(굽힘) 검사방법을 설명할 수 있다.	☐	☐	☐
02	목뼈 측방향(굽힘) 검사를 스스로 시행하고 영상을 평가할 수 있다.	☐	☐	☐

memo

9 영상 해부학

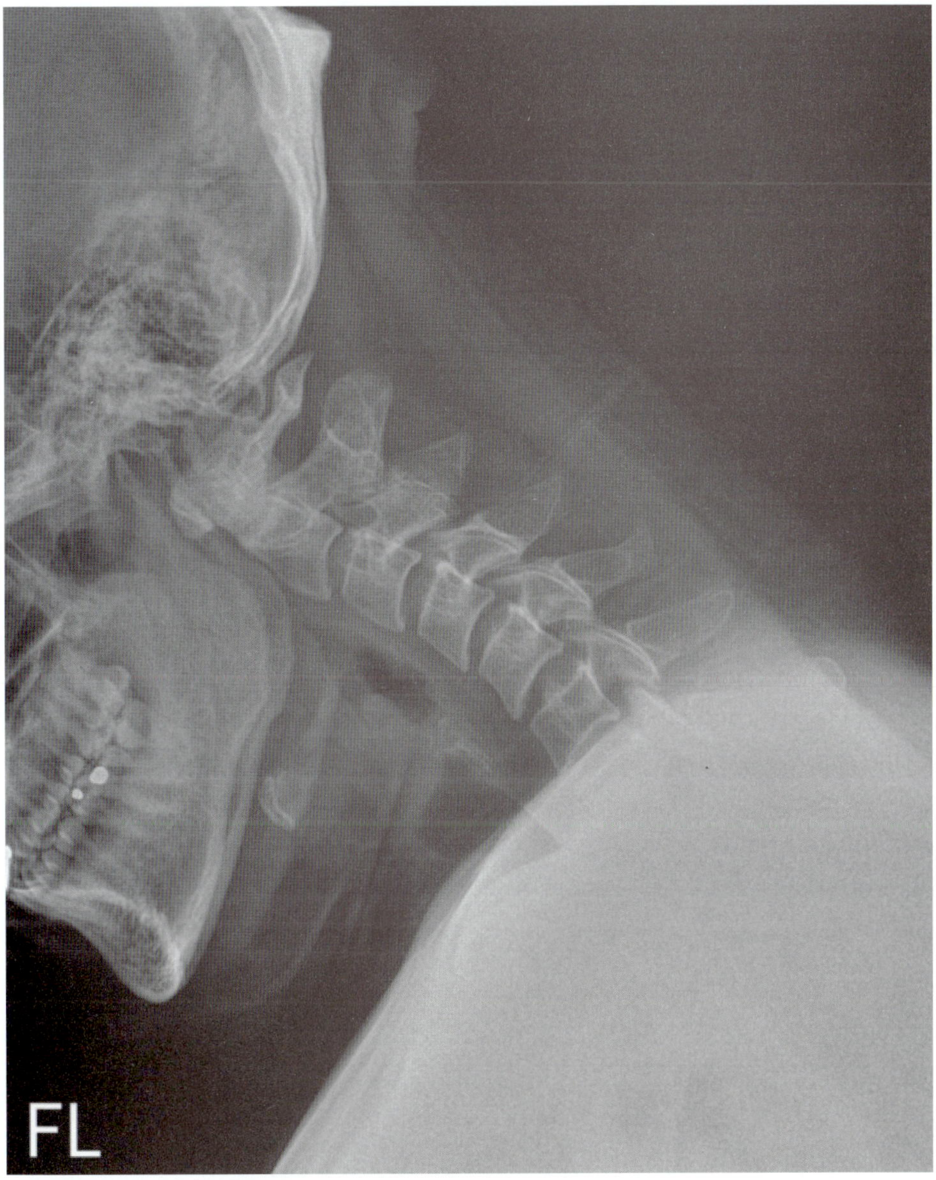

실습한 C-Spine Lateral Projection (Flexion) 영상을 붙여 봅시다.

실습한 영상 붙이는 곳

C-Spine Lateral Projection (Flexion) 검사방법에 대해 작성해 봅시다.

06

목뼈 측방향 검사

C-Spine Lateral Projection

Extension position

1 검사목적

목뼈 전후의 운동성을 보기위한 기능적 검사, 운동에 의한 이상 유무 관찰

2 검사방법

1) 환자는 선자세 혹은 앉은자세에서 검사를 한다.
2) 정중시상면이 영상수용체(IR) 중심선과 일치시킨다.
3) 양쪽 어깨에 힘을 빼고, 어깨를 내리도록 한다.
4) 목을 최대한 젖힌 자세가 되도록 한다.
5) 방패연골 하연부 지점(C4)이 영상수용체(IR) 중앙에 오도록 한다.
6) SID 거리는 약 180cm 정도가 되게 한다.

3 중심선

방패연골 하연부 지점(C4) 지점을 향해 수평으로 입사

4 실습 시 평가사항

1) 검사 전 귀걸이 등 제거한다.
2) 조사야 크기를 적절하게 조절한다.
3) 목뼈가 회전되지 않아야 한다.
4) 목뼈 전체가 (C1 ~ C7) 잘 나타나야 한다.
5) 가시돌기가 서로 밀착되어 나타나야 한다.
6) 목뼈와 턱뼈가지가 겹치지 않아야 한다.
7) 표지자(side marker)는 적절한 위치에 있어야 한다.

5 조사야 크기

10 × 12 inch (24 × 30 cm)

6 검사조건

kVp	mAs	SID(cm)

7 영상평가 기준에 따른 자가 진단 평가

☐ 탁월　☐ 우수　☐ 보통　☐ 미흡

8 실습을 통한 최종 점검 및 평가

번호	평가내용	그렇다	보통이다	아니다
01	목뼈 측방향(폄) 검사방법을 설명할 수 있다.	☐	☐	☐
02	목뼈 측방향(폄) 검사를 스스로 시행하고 영상을 평가할 수 있다.	☐	☐	☐

memo

9 영상 해부학

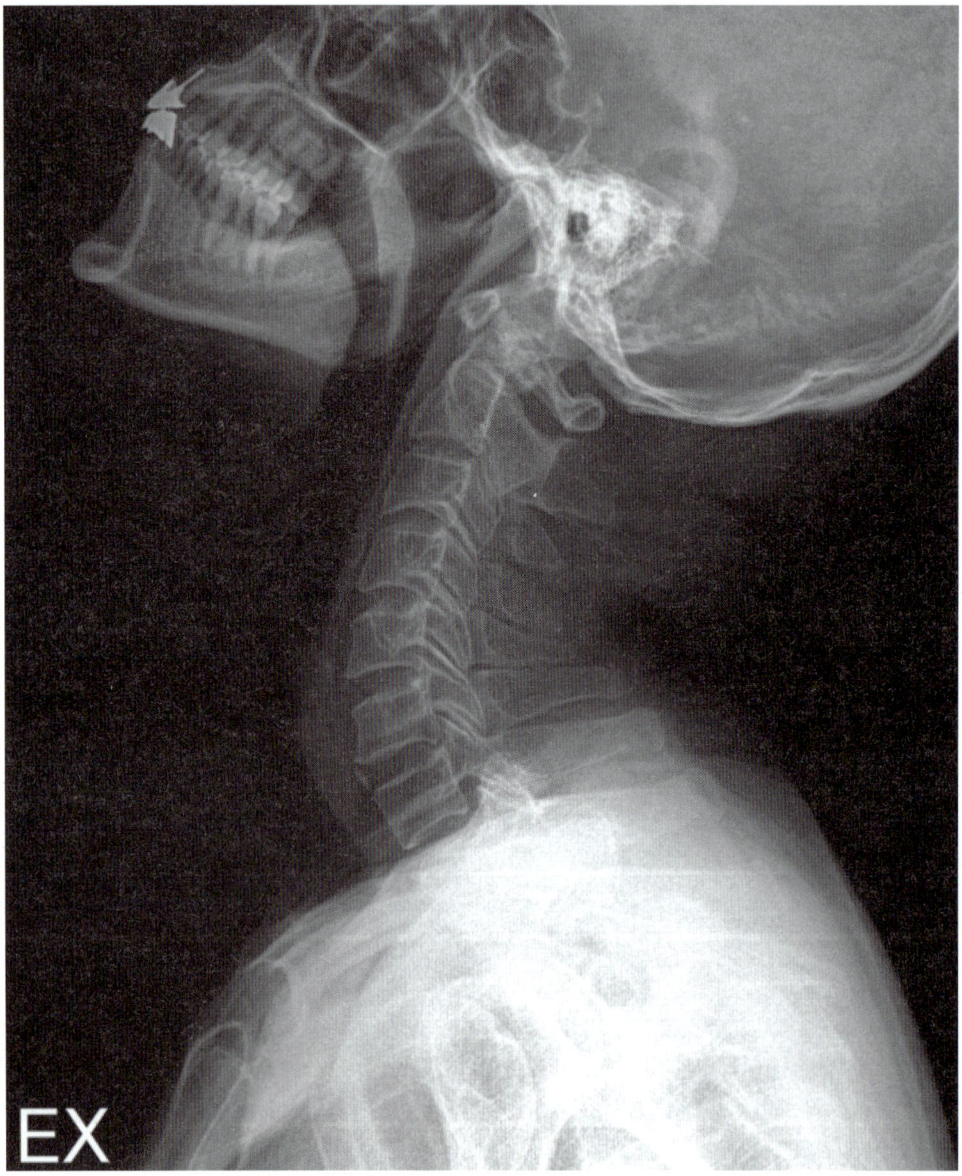

실습한 C-Spine Lateral Projection (Extension) 영상을 붙여 봅시다.

실습한 영상 붙이는 곳

C-Spine Lateral Projection (Extension) 검사방법에 대해 작성해 봅시다.

07 등뼈 전후 방향 검사
T-Spine AP Projection

1 검사목적

외상에 의한 등뼈 골절(압박골절), 염균음증 등의 병변 유무 관찰

2 검사방법

1) 환자는 바로누운자세 혹은 선자세에서 검사를 한다.
2) 정중시상면이 영상수용체(IR) 중심선과 일치시킨다.
3) 등뼈의 만곡을 감소시키기 위해 무릎을 굽힌다.
4) 등뼈 일곱 번째가 영상수용체(IR) 중앙에 오도록 한다.
5) 호흡은 날숨 후 멈춘 상태에서 검사를 한다.

3 중심선

등뼈 일곱 번째(T7) 지점을 향해 수직 입사

4 실습 시 평가사항

1) 등뼈가 회전되지 않아야 한다
2) 조사야 크기를 적절하게 조절한다.
3) 등뼈 몸통 및 척추사이공간이 잘 나타나야 한다.
4) 가시돌기 및 가로돌기가 잘 나타나야 한다.
5) 적절한 조건설정으로 등뼈가 잘 나타나야 한다.
6) 표지자(side marker)는 적절한 위치에 있어야 한다.

5 조사야 크기

14 × 17 inch (35 × 43 cm)

6 검사조건

kVp	mAs	SID(cm)

7 영상평가 기준에 따른 자가 진단 평가

☐ 탁월 ☐ 우수 ☐ 보통 ☐ 미흡

8 실습을 통한 최종 점검 및 평가

번호	평가내용	그렇다	보통이다	아니다
01	등뼈 전후방향 검사방법을 설명할 수 있다.	☐	☐	☐
02	등뼈 전후방향 검사를 스스로 시행하고 영상을 평가할 수 있다.	☐	☐	☐

memo

9 영상 해부학

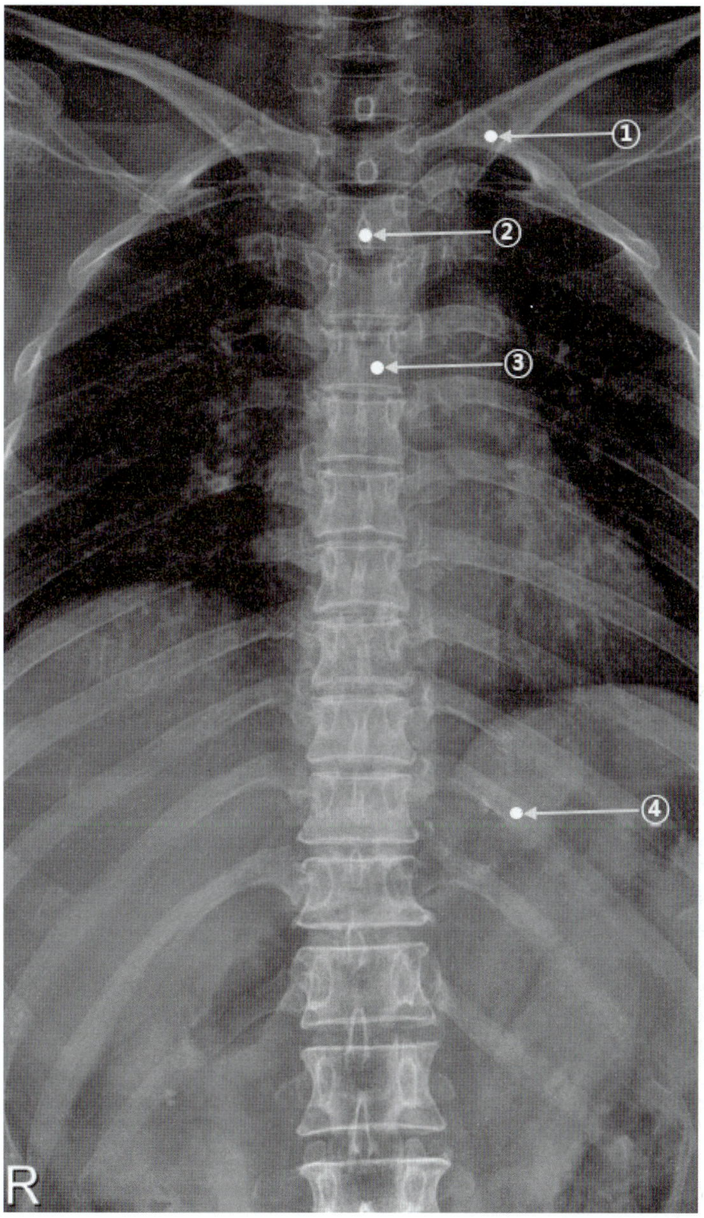

① : 첫째 갈비뼈 (1st rib)

② : 가시돌기 (Spinous process)

③ : 척추뼈몸통 (Body)

④ : 뒤쪽 갈비뼈 (Posterior rib, T10)

실습한 T-Spine AP Projection 영상을 붙여 봅시다.

실습한 영상 붙이는 곳

T-Spine AP Projection 검사방법에 대해 작성해 봅시다.

08 등뼈 전후 사방향 검사

T-Spine AP Oblique Projection

RPO & LPO position

1 검사목적

외상에 의한 등뼈 골절과 돌기사이관절 등의 병변 유무 관찰

2 검사방법

1) 환자는 누운자세 혹은 선자세에서 검사를 한다.
2) 정중시상면이 영상수용체(IR) 중심선과 일치시킨다.
3) 환자의 정중이마면이 영상수용체(IR)에 대해 70° 되게 회전시킨다.
4) 등뼈 일곱 번째가 영상수용체(IR) 중앙에 오도록 한다.
5) 호흡은 날숨 후 멈춘 상태에서 검사를 한다.

3 중심선

등뼈 일곱 번째(T7) 지점을 향해 수직 입사

4 실습 시 평가사항

1) 조사야 크기를 적절하게 조절한다.
2) 등뼈의 돌기사이 관절이 잘 나타나야 한다.
3) 전체 12개의 등뼈가 나타나야 한다.
4) 적절한 조건설정으로 등뼈가 잘 나타나야 한다.
5) 표지자(side marker)는 적절한 위치에 있어야 한다.

5 조사야 크기

14 × 17 inch (35 × 43 cm)

6 검사조건

kVp	mAs	SID(cm)

7 영상평가 기준에 따른 자가 진단 평가

☐ 탁월 ☐ 우수 ☐ 보통 ☐ 미흡

8 실습을 통한 최종 점검 및 평가

번호	평가내용	그렇다	보통이다	아니다
01	등뼈 전후 사방향 검사방법을 설명할 수 있다.	☐	☐	☐
02	등뼈 전후 사방향 검사를 스스로 시행하고 영상을 평가할 수 있다.	☐	☐	☐

memo

9 영상 해부학

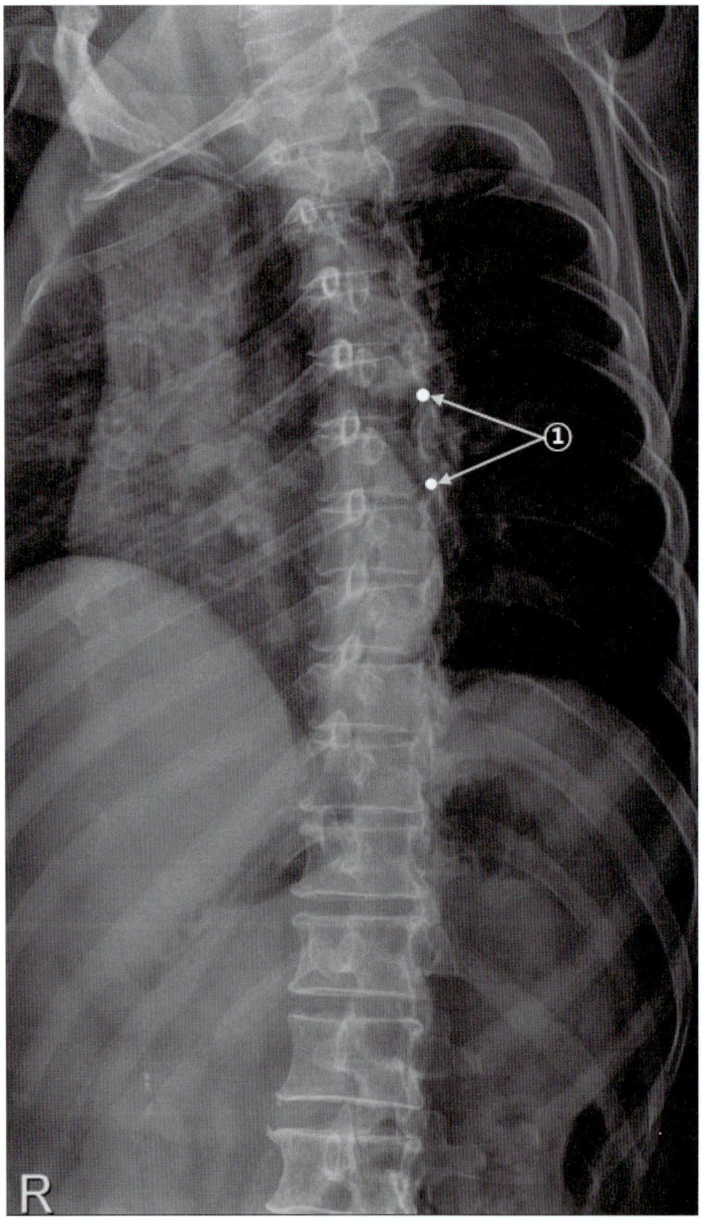

① : 돌기사이관절 (Zygapophyseal joint)

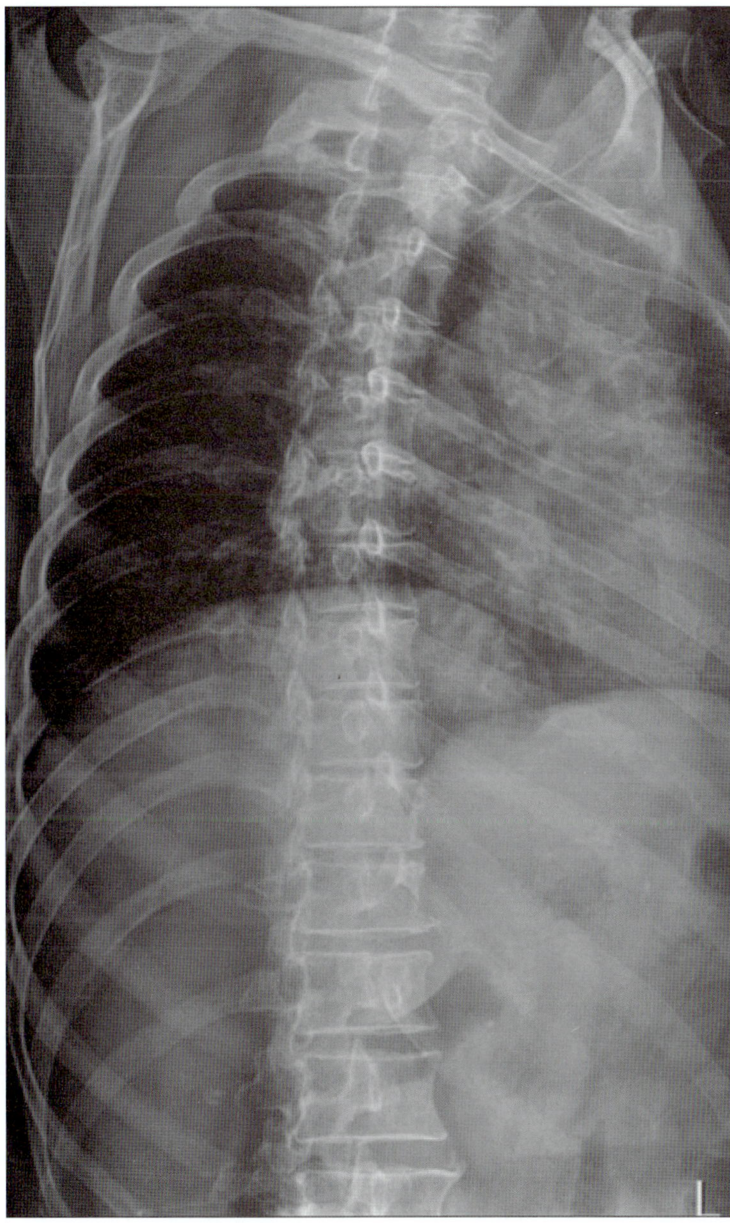

실습한 T-Spine AP Oblique Projection 영상을 붙여 봅시다.

실습한 영상 붙이는 곳

< 실습

T-Spine AP Oblique Projection 검사방법에 대해 작성해 봅시다.

09 등뼈 측방향 검사

T-Spine Lateral Projection

1 검사목적

외상에 의한 목뼈 골절 및 압박골절, 척추사이공간, 척추사이구멍 등의 병변 유무 관찰

2 검사방법

1) 환자는 옆으로 누운자세에서 검사를 한다.
2) 환자의 정중이마면이 테이블 중앙에 오도록 한다.
3) 척추의 장축이 영상수용체(IR)와 평행되게 조절한다.
4) 양쪽 무릎을 굽힌다.
5) 등뼈 일곱 번째가 영상수용체(IR) 중앙에 오도록 한다.
6) 호흡은 날숨 후 멈춘 상태에서 검사를 한다.

3 중심선

등뼈 일곱 번째(T7) 지점을 향해 수직 입사

4 실습 시 평가사항

1) 조사야 크기를 적절하게 조절한다.
2) 척추뼈 몸통이 회전되지 않은 정측면으로 나타나야 한다.
3) 척추사이관절 공간이 잘 나타나야 한다.
4) 척추사이구멍이 잘 나타나야 한다.
5) 전체 12개의 등뼈가 나타나야 한다.
6) 적절한 조건설정으로 등뼈가 잘 나타나야 한다.
7) 표지자(side marker)는 적절한 위치에 있어야 한다.

5 조사야 크기

14 × 17 inch (35 × 43 cm)

6 검사조건

kVp	mAs	SID(cm)

7 영상평가 기준에 따른 자가 진단 평가

☐ 탁월 ☐ 우수 ☐ 보통 ☐ 미흡

8 실습을 통한 최종 점검 및 평가

번호	평가내용	그렇다	보통이다	아니다
01	등뼈 측방향 검사방법을 설명할 수 있다.	☐	☐	☐
02	등뼈 측방향 검사를 스스로 시행하고 영상을 평가할 수 있다.	☐	☐	☐

memo

9 영상 해부학

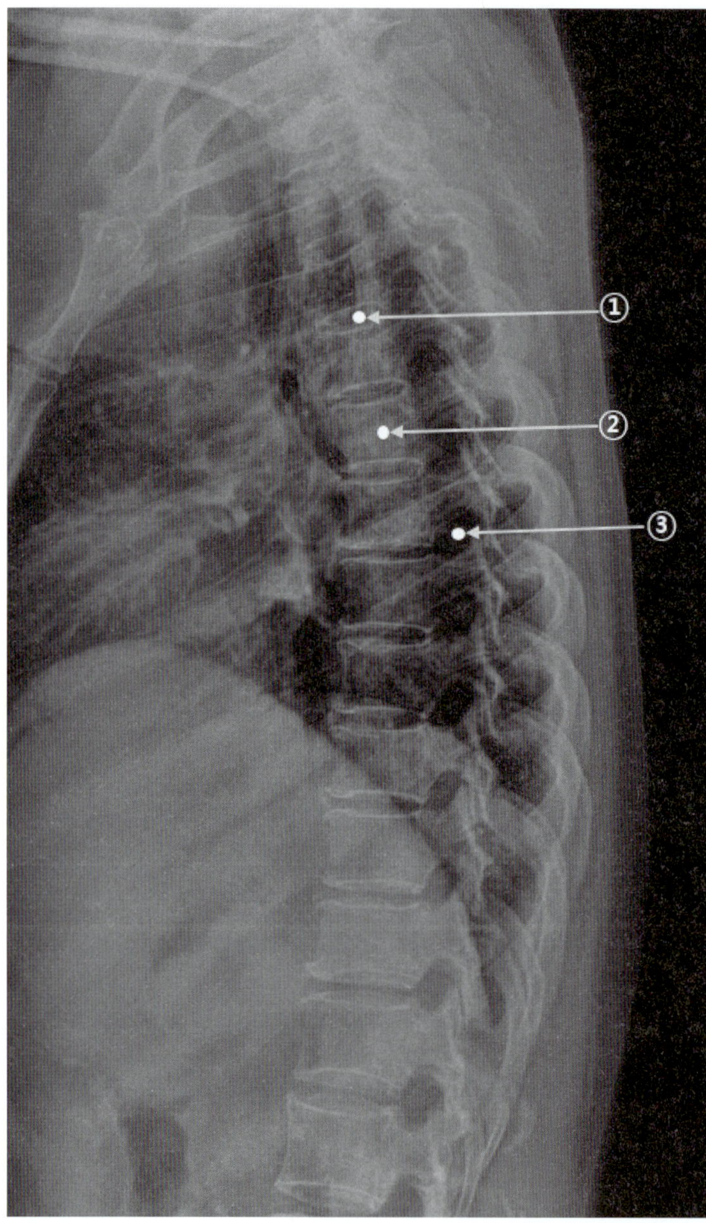

①：척추사이공간 (Intervertebral disk space) ③：척추사이구멍 (Intervertebral foramen)

②：등뼈 몸통 (Vertebral body)

실습한 T-Spine Lateral Projection 영상을 붙여 봅시다.

실습한 영상 붙이는 곳

T-Spine Lateral Projection 검사방법에 대해 작성해 봅시다.

06

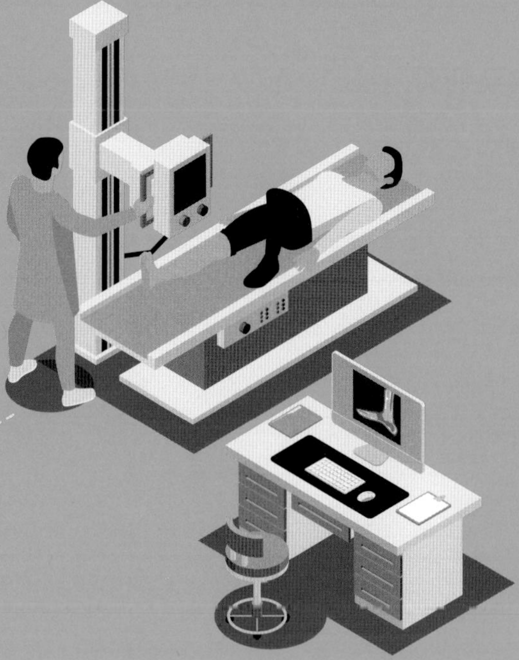

허리뼈 & 엉치뼈 & 꼬리뼈

L-Spine & Sacrum & Coccyx

학습목표

❶ 허리뼈 전후방향 검사를 시행할 수 있다.

❷ 허리뼈 전후 사방향 검사를 시행할 수 있다.

❸ 허리뼈 측방향 검사를 시행할 수 있다.

❹ 엉치뼈 전후 축방향 검사를 시행할 수 있다.

❺ 꼬리뼈 전후 축방향 검사를 시행할 수 있다.

❻ 엉치뼈 & 꼬리뼈 측방향 검사를 시행할 수 있다.

01 허리뼈 전후 방향 검사
L-Spine AP Projection

1 검사목적

외상에 의한 허리뼈 골절, 염굽음증 등의 병변 유무 관찰

2 검사방법

1) 환자는 바로누운자세 혹은 선자세에서 검사를 한다.
2) 정중시상면이 영상수용체(IR) 중심선과 일치시킨다.
3) 허리뼈의 만곡(lordosis)을 감소시키기 위해 무릎을 굽힌다.
4) 셋째 허리뼈가 영상수용체(IR) 중앙에 오도록 한다.
5) 호흡은 날숨 후 멈춘 상태에서 검사를 한다.

3 중심선

셋째 허리뼈(L3) 지점을 향해 수직 입사

4 실습 시 평가사항

1) 허리뼈가 회전되지 않아야 한다
2) 조사야 크기를 적절하게 조절한다.
3) 허리뼈 몸통 및 척추사이공간이 잘 나타나야 한다.
4) 가시돌기 및 가로돌기가 잘 나타나야 한다.
5) 적절한 조건설정으로 허리뼈가 잘 나타나야 한다.
6) 표지자(side marker)는 적절한 위치에 있어야 한다.

5 조사야 크기

14 × 17 inch (35 × 43 cm)

6 검사조건

kVp	mAs	SID(cm)

7 영상평가 기준에 따른 자가 진단 평가

☐ 탁월　☐ 우수　☐ 보통　☐ 미흡

8 실습을 통한 최종 점검 및 평가

번호	평가내용	그렇다	보통이다	아니다
01	허리뼈 전후방향 검사방법을 설명할 수 있다.	☐	☐	☐
02	허리뼈 전후방향 검사를 스스로 시행하고 영상을 평가할 수 있다.	☐	☐	☐

memo

9 영상 해부학

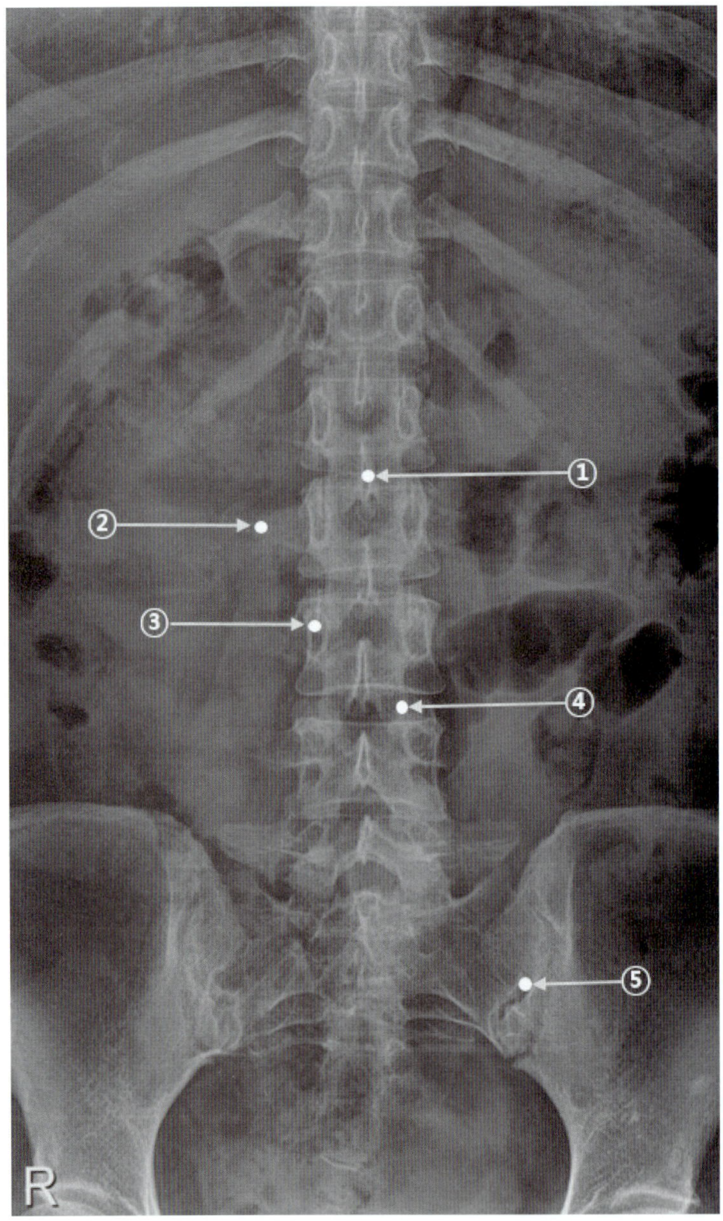

① : 가시돌기 (Spinous process)
② : 가로돌기 (Transverse process)
③ : 고리뿌리 (Pedicle)
④ : 척추사이공간 (Intervertebral disk space)
⑤ : 엉치엉덩관절 (Sacroiliac joint)

실습한 L-Spine AP Projection 영상을 붙여 봅시다.

실습한 영상 붙이는 곳

L-Spine AP Projection 검사방법에 대해 작성해 봅시다.

02 허리뼈 전후 사방향 검사
L-Spine AP Oblique Projection

RPO & LPO position

1 검사목적

외상에 의한 허리뼈 골절과 돌기사이관절 등의 병변 유무 관찰

2 검사방법

1) 환자는 누운자세 혹은 선자세에서 검사를 한다.
2) 정중시상면이 영상수용체(IR) 중심선과 일치시킨다.
3) 환자의 정중이마면이 영상수용체(IR)에 대해 45° 되게 회전시킨다.
4) 셋째 허리뼈가 영상수용체(IR) 중앙에 오도록 한다.
5) 호흡은 날숨 후 멈춘 상태에서 검사를 한다.

3 중심선

셋째 허리뼈(L3) 지점을 향해 수직 입사

4 실습 시 평가사항

1) 조사야 크기를 적절하게 조절한다.
2) 전체 5개의 허리뼈가 나타나야 한다.
3) 허리뼈의 돌기사이 관절이 잘 나타나야 한다.
4) 비교하기 위해 양쪽 사방향 검사를 실시해야 한다.
5) 적절한 조건설정으로 허리뼈가 잘 나타나야 한다.
6) 표지자(side marker)는 적절한 위치에 있어야 한다.

5 조사야 크기

14 × 17 inch (35 × 43 cm)

6 검사조건

kVp	mAs	SID(cm)

7 영상평가 기준에 따른 자가 진단 평가

☐ 탁월 ☐ 우수 ☐ 보통 ☐ 미흡

8 실습을 통한 최종 점검 및 평가

번호	평가내용	그렇다	보통이다	아니다
01	허리뼈 전후 사방향 검사방법을 설명할 수 있다.	☐	☐	☐
02	허리뼈 전후 사방향 검사를 스스로 시행하고 영상을 평가할 수 있다.	☐	☐	☐

memo

9 영상 해부학

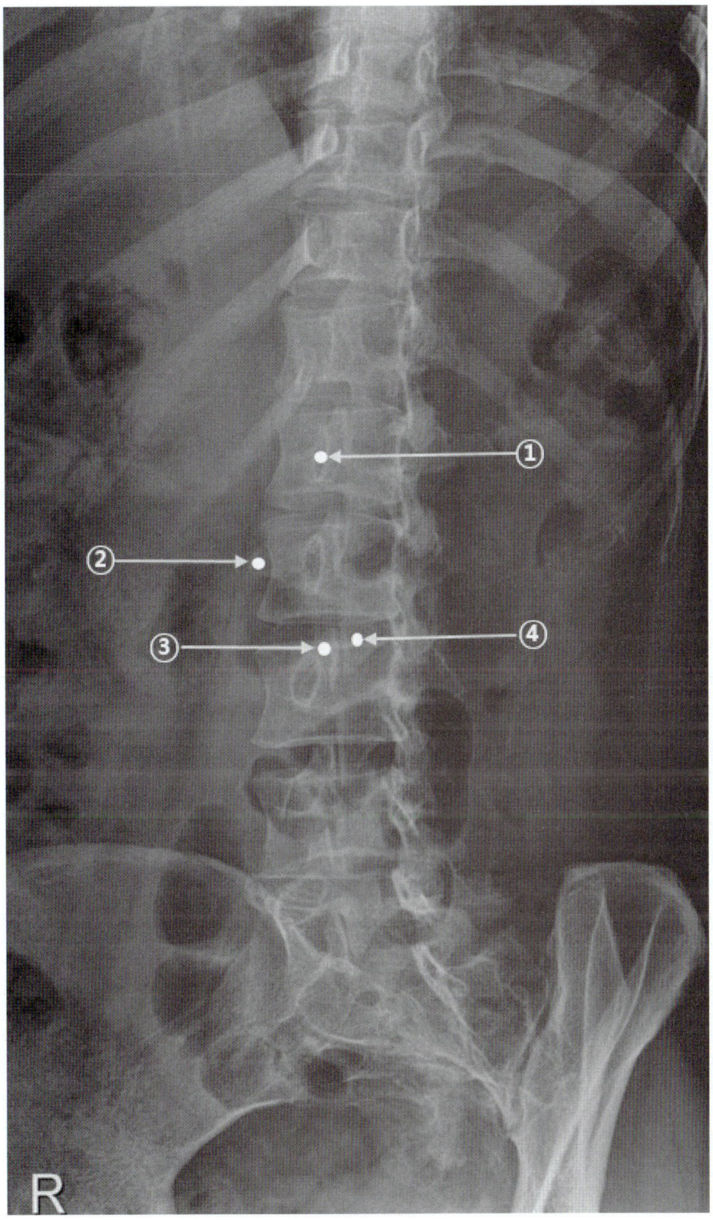

① : 고리뿌리 (Pedicle)

② : 가로돌기 (Transverse process)

③ : 위관절돌기 (Superior articular process)

④ : 아래관절돌기 (Inferior articular process)

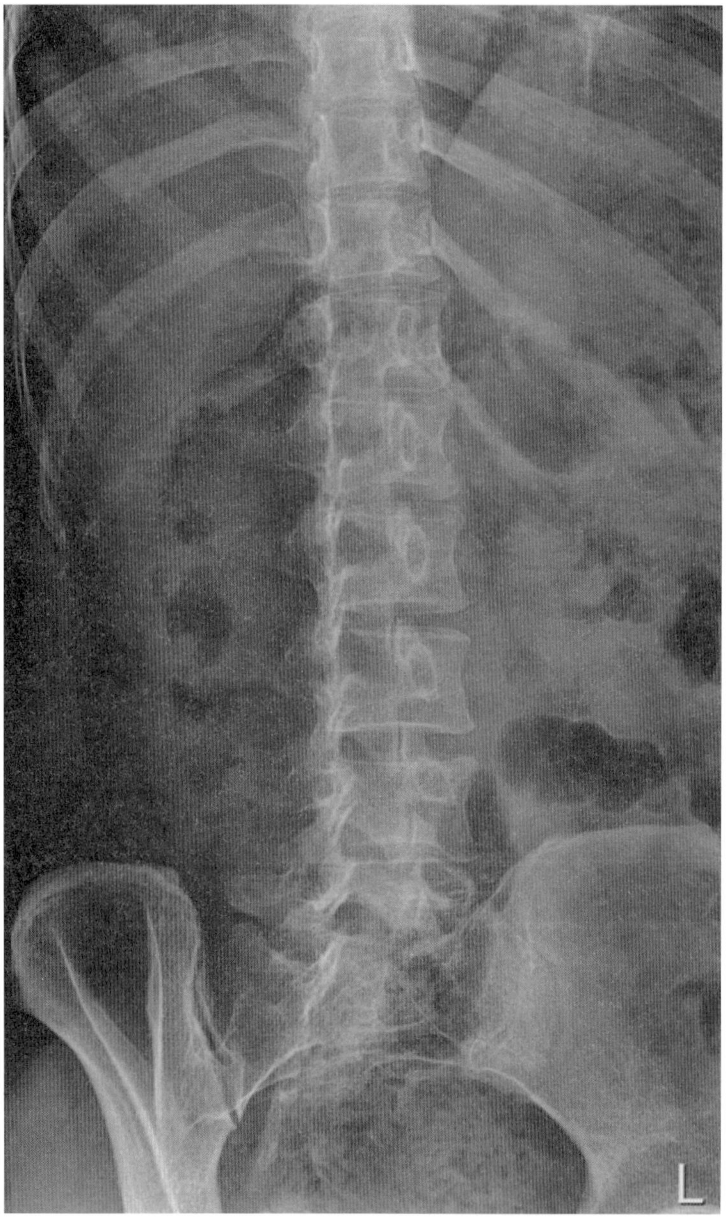
L

실습한 L-Spine AP Oblique Projection 영상을 붙여 봅시다.

실습한 영상 붙이는 곳

L-Spine AP Oblique Projection 검사방법에 대해 작성해 봅시다.

03 허리뼈 측방향 검사
L-Spine Lateral Projection

1 검사목적

외상에 의한 허리뼈 골절 및 압박골절, 척추사이공간, 척추사이구멍 등의 병변 유무 관찰

2 검사방법

1) 환자는 옆으로 누운자세에서 검사를 한다.
2) 환자의 정중이마면이 테이블 중앙에 오도록 한다.
3) 척추의 장축이 영상수용체(IR)와 평행되게 조절한다.
4) 양쪽 무릎을 굽힌다.
5) 셋째 허리뼈가 영상수용체(IR) 중앙에 오도록 한다.
6) 호흡은 날숨 후 멈춘 상태에서 검사를 한다.

3 중심선

셋째 허리뼈(L3) 지점을 향해 수직 입사

4 실습 시 평가사항

1) 조사야 크기를 적절하게 조절한다.
2) 척추뼈 몸통이 회전되지 않은 정측면으로 나타나야 한다.
3) 전체 5개의 허리뼈가 나타나야 한다.
4) 척추사이관절 공간이 잘 나타나야 한다.
5) 척추사이구멍이 잘 나타나야 한다.
6) 적절한 조건설정으로 허리뼈가 잘 나타나야 한다.
7) 표지자(side marker)는 적절한 위치에 있어야 한다.

5 조사야 크기

14 × 17 inch (35 × 43 cm)

6 검사조건

kVp	mAs	SID(cm)

7 영상평가 기준에 따른 자가 진단 평가

☐ 탁월 ☐ 우수 ☐ 보통 ☐ 미흡

8 실습을 통한 최종 점검 및 평가

번호	평가내용	그렇다	보통이다	아니다
01	허리뼈 측방향 검사방법을 설명할 수 있다.	☐	☐	☐
02	허리뼈 측방향 검사를 스스로 시행하고 영상을 평가할 수 있다.	☐	☐	☐

memo

9 영상 해부학

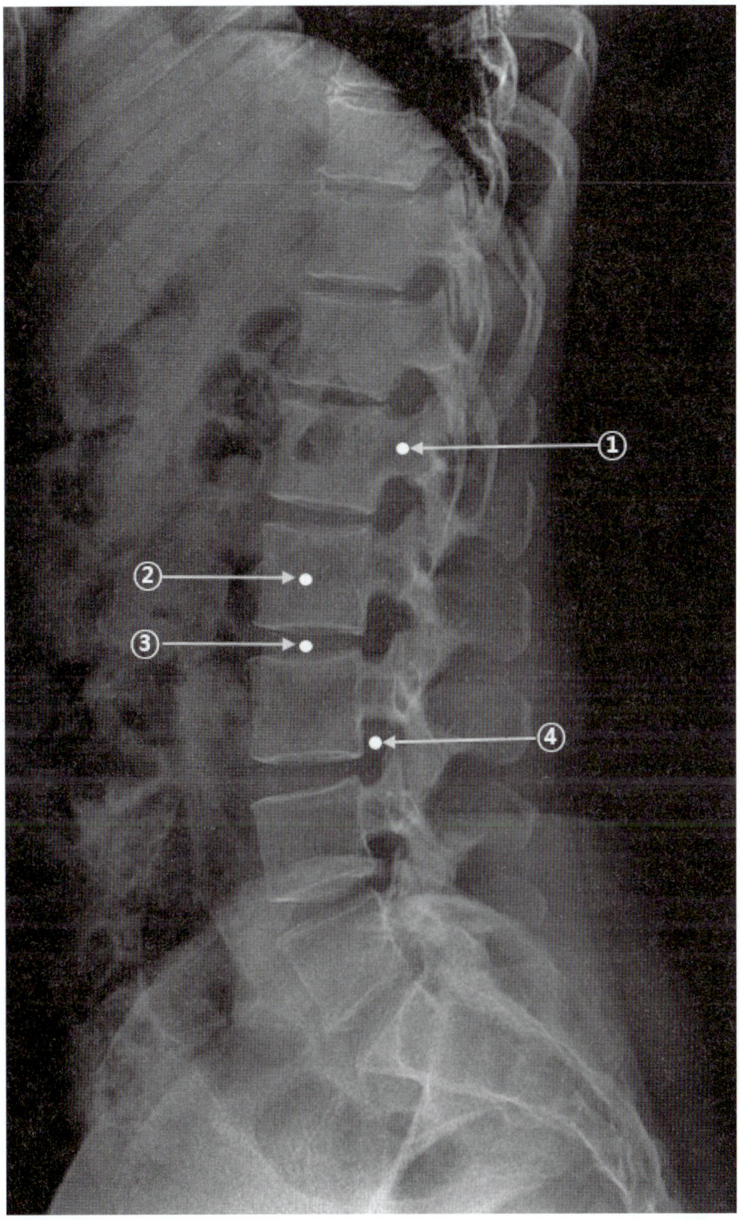

① : 고리뿌리 (Pedicle

② : 허리뼈 몸통 (Vertebral body)

③ : 척추사이공간 (Intervertebral space)

④ : 척추사이구멍 (Intervertebral foramen)

실습한 L-Spine Lateral Projection 영상을 붙여 봅시다.

실습한 영상 붙이는 곳

L-Spine Lateral Projection 검사방법에 대해 작성해 봅시다.

04 엉치뼈 전후 축방향 검사
Sacrum AP Axial Projection

1 검사목적

외상에 의한 엉치뼈 골절, 엉치엉덩관절 등의 병변 유무 관찰

2 검사방법

1) 환자는 바로누운자세에서 검사를 한다.
2) 정중시상면이 영상수용체(IR) 중심선과 일치시킨다.
3) 골반을 바르게 하여 다리를 편다.
4) 양쪽 위앞엉덩뼈가시 지점과 두덩결합 사이의 중간 부분이 영상 수용체(IR) 중앙에 오도록 한다.
5) 호흡은 날숨 후 멈춘 상태에서 검사를 한다.

3 중심선

영상수용체(IR) 중간 지점을 향해 머리쪽 15° 입사

4 실습 시 평가사항

1) 골반이 회전되지 않아야 한다
2) 조사야 크기를 적절하게 조절한다.
3) 엉치뼈가 축소되지 않고 잘 나타나야 한다.
4) 골반내의 분변 및 가스가 없어야지 선명한 영상을 얻을 수 있다.
5) 적절한 조건설정으로 엉치뼈가 잘 나타나야 한다.
6) 표지자(side marker)는 적절한 위치에 있어야 한다.

5 조사야 크기

10 × 12 inch (24 × 30 cm)

6 검사조건

kVp	mAs	SID(cm)

7 영상평가 기준에 따른 자가 진단 평가

☐ 탁월 ☐ 우수 ☐ 보통 ☐ 미흡

8 실습을 통한 최종 점검 및 평가

번호	평가내용	그렇다	보통이다	아니다
01	엉치뼈 전후 축방향 검사방법을 설명할 수 있다.	☐	☐	☐
02	엉치뼈 전후 축방향 검사를 스스로 시행하고 영상을 평가할 수 있다.	☐	☐	☐

memo

9 영상 해부학

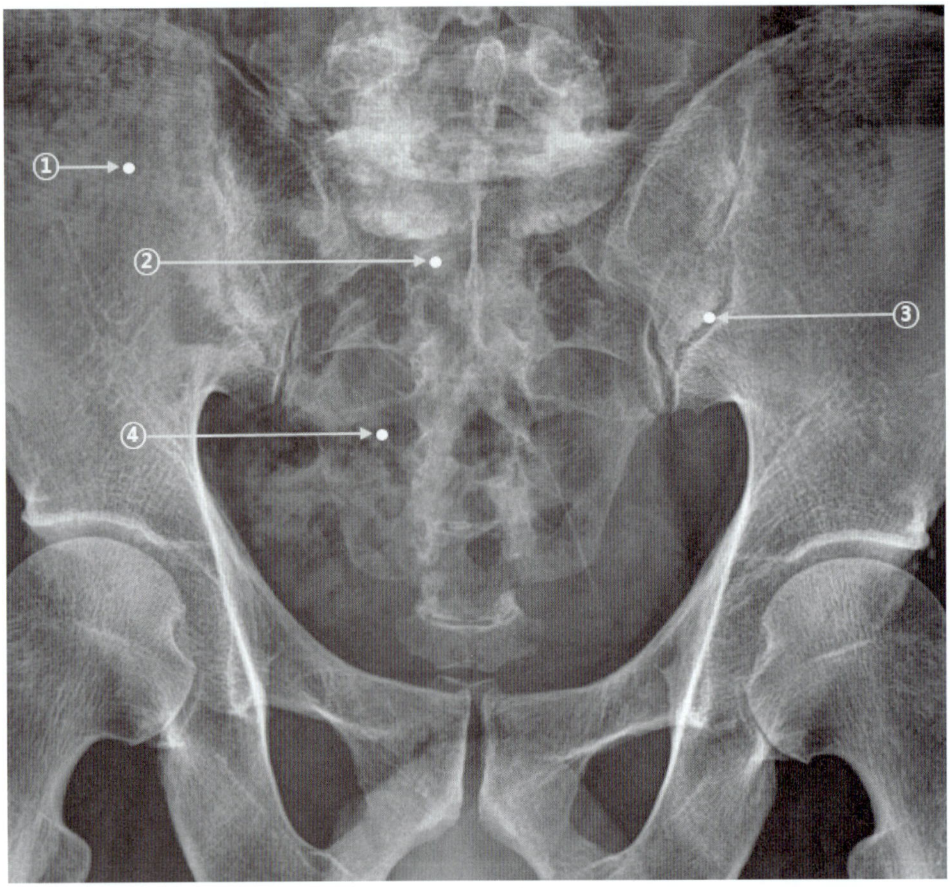

① : 엉덩뼈 (Ilium)

② : 엉치뼈 (sacrum)

③ : 엉치엉덩관절 (Sacroiliac joint)

④ : 엉치뼈구멍 (Sacal foramen)

실습한 Sacrum AP Axial Projection 영상을 붙여 봅시다.

실습한 영상 붙이는 곳

Sacrum AP Axial Projection 검사방법에 대해 작성해 봅시다.

05 꼬리뼈 전후 축방향 검사

Coccyx AP Axial Projection

1 검사목적

외상에 의한 꼬리뼈 골절 및 구조 등의 병변 유무 관찰

2 검사방법

1) 환자는 바로누운자세에서 검사를 한다.
2) 정중시상면이 영상수용체(IR) 중심선과 일치시킨다.
3) 골반을 바르게 하여 다리를 편다.
4) 두덩결합 위 5cm 지점이 영상수용체(IR) 중앙에 오도록 한다.
5) 호흡은 날숨 후 멈춘 상태에서 검사를 한다.

3 중심선

영상수용체(IR) 중간 지점을 향해 발쪽 10° 입사

4 실습 시 평가사항

1) 골반이 회전되지 않아야 한다.
2) 조사야 크기를 적절하게 조절한다.
3) 꼬리뼈가 두덩뼈와 겹치지 않고 잘 나타나야 한다.
4) 골반내의 분변 및 가스가 없어야지 선명한 영상을 얻을 수 있다.
5) 적절한 조건설정으로 꼬리뼈가 잘 나타나야 한다.
6) 표지자(side marker)는 적절한 위치에 있어야 한다.

5 조사야 크기

10 × 12 inch (24 × 30 cm)

6 검사조건

kVp	mAs	SID(cm)

7 영상평가 기준에 따른 자가 진단 평가

☐ 탁월　☐ 우수　☐ 보통　☐ 미흡

8 실습을 통한 최종 점검 및 평가

번호	평가내용	그렇다	보통이다	아니다
01	꼬리뼈 전후 축방향 검사방법을 설명할 수 있다.	☐	☐	☐
02	꼬리뼈 전후 축방향 검사를 스스로 시행하고 영상을 평가할 수 있다.	☐	☐	☐

memo

9 영상 해부학

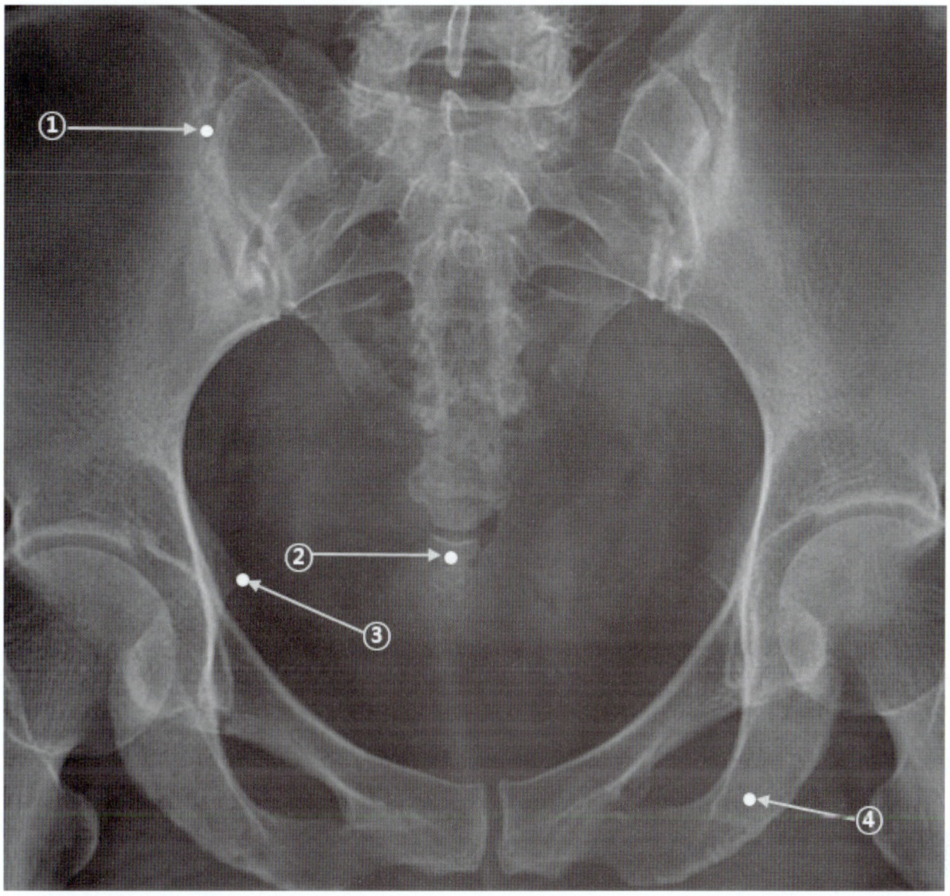

①：엉치엉덩관절 (Sacroiliac joint)

②：꼬리뼈 (Coccyx)

③：궁둥뼈가시 (Ischial spine)

④：궁둥뼈 (Ischium)

실습한 Coccyx AP Axial Projection 영상을 붙여 봅시다.

실습한 영상 붙이는 곳

Coccyx AP Axial Projection 검사방법에 대해 작성해 봅시다.

06 엉치뼈 & 꼬리뼈 측방향 검사

Sacrum & Coccyx Lateral Projection

1 검사목적

외상에 의한 엉치뼈 및 꼬리뼈 확인 및 골절 등의 병변 유무 관찰

2 검사방법

1) 환자는 옆으로 누운자세에서 검사를 한다.
2) 환자의 정중이마면이 테이블 중앙에 오도록 한다.
3) 양쪽 무릎을 굽힌다.
4) 골반이 회전되지 않도록 한다.
5) 엉치뼈 및 꼬리뼈 중간지점이 영상수용체(IR) 중앙에 오도록 한다.
6) 호흡은 날숨 후 멈춘 상태에서 검사를 한다.

3 중심선

중간 지점을 향해 수직 입사

4 실습 시 평가사항

1) 조사야 크기를 적절하게 조절한다.
2) 골반이 회전되지 않은 정측면으로 나타나야 한다.
3) 엉치뼈 및 꼬리뼈가 나타나야 한다.
4) 적절한 조건설정으로 엉치뼈 및 꼬리뼈가 잘 나타나야 한다.
5) 골반내의 분변 및 가스가 없어야지 선명한 영상을 얻을 수 있다.
6) 표지자(side marker)는 적절한 위치에 있어야 한다.

5 조사야 크기

10 × 12 inch (24 × 30 cm)

6 검사조건

kVp	mAs	SID(cm)

7 영상평가 기준에 따른 자가 진단 평가

☐ 탁월 ☐ 우수 ☐ 보통 ☐ 미흡

8 실습을 통한 최종 점검 및 평가

번호	평가내용	그렇다	보통이다	아니다
01	엉치뼈 & 꼬리뼈 측방향 검사방법을 설명할 수 있다.	☐	☐	☐
02	엉치뼈 & 꼬리뼈 측방향 검사를 스스로 시행하고 영상을 평가할 수 있다.	☐	☐	☐

memo

9 영상 해부학

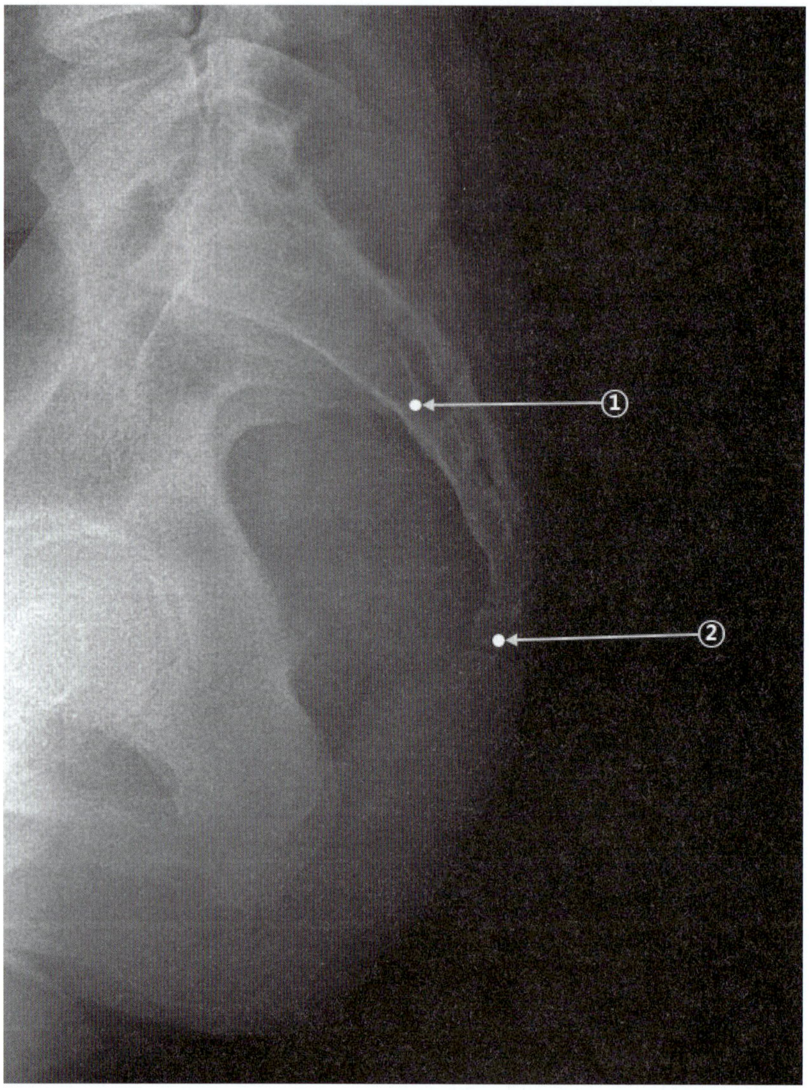

① : 엉치뼈 (Sacrum)

② : 꼬리뼈 (Coccyx)

실습한 Sacrum & Coccyx Lateral Projection 영상을 붙여 봅시다.

실습한 영상 붙이는 곳

Sacrum & Coccyx Lateral Projection 검사방법에 대해 작성해 봅시다.

07

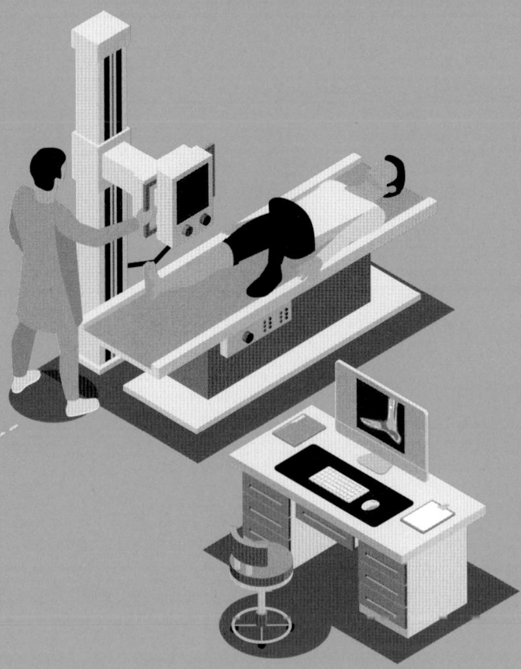

골반 & 엉덩관절

Pelvis & Hip Joint

학습목표

❶ 골반 전후방향 검사를 시행할 수 있다.

❷ 골반 전후 축방향(Inlet view) 검사를 시행할 수 있다.

❸ 골반 전후 축방향(Outlet view) 검사를 시행할 수 있다.

❹ 골반 전후 사방향 검사를 시행할 수 있다.

❺ 엉덩관절 전후방향 검사를 시행할 수 있다.

❻ 엉덩관절 측방향 검사를 시행할 수 있다

01 골반 전후 방향 검사
Pelvis AP Projection

1 검사목적

외상에 의한 골반부위위 골절 및 퇴행성 질환 등의 병변 유무 관찰

2 검사방법

1) 환자는 바로누운자세에서 검사를 한다.
2) 정중시상면이 영상수용체(IR) 중심선과 일치시킨다.
3) 골반을 바르게 하고, 다리를 편 후 발을 15 ~ 20° 내측으로 회전시킨다.
4) 위앞엉덩뼈가시(ASIS) 아래 5cm 지점이 영상수용체(IR) 중앙에 오도록 한다.
5) 호흡은 일시적으로 멈춘 상태에서 검사를 한다.

3 중심선

영상수용체(IR) 중간 지점을 향해 수직 입사

4 실습 시 평가사항

1) 골반이 회전되지 않아야 한다.
2) 조사야 크기를 적절하게 조절한다.
3) 엉덩뼈 날개, 폐쇄구멍 등이 대칭적으로 나타나야 한다.
4) 궁둥뼈와 두덩뼈가 겹침없이 잘 나타나야 한다.
5) 적절한 조건설정으로 골반 구조 전체가 잘 나타나야 한다.
6) 표지자(side marker)는 적절한 위치에 있어야 한다.

5 조사야 크기

14 × 17 inch (35 × 43 cm)

6 검사조건

kVp	mAs	SID(cm)

7 영상평가 기준에 따른 자가 진단 평가

☐ 탁월 ☐ 우수 ☐ 보통 ☐ 미흡

8 실습을 통한 최종 점검 및 평가

번호	평가내용	그렇다	보통이다	아니다
01	골반 전후 방향 검사방법을 설명할 수 있다.	☐	☐	☐
02	골반 전후 방향 검사를 스스로 시행하고 영상을 평가할 수 있다.	☐	☐	☐

memo

9 영상 해부학

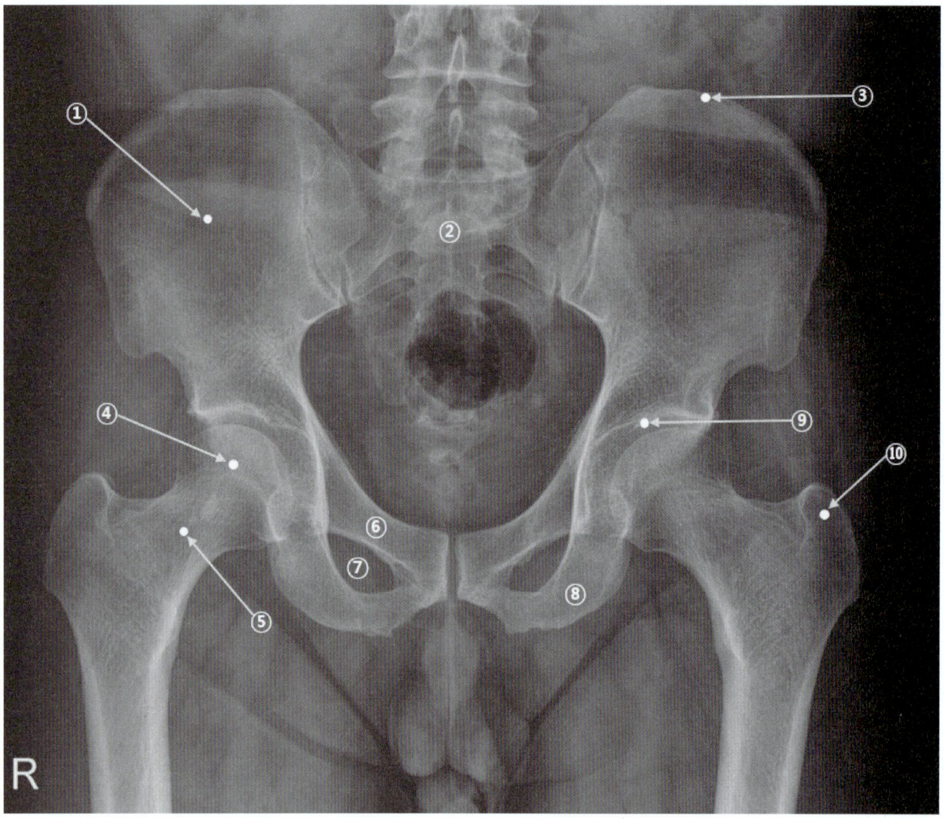

① : 엉덩뼈 (Ilium)	⑥ : 두덩뼈 (Pubic)
② : 엉치뼈 (Sacrum)	⑦ : 폐쇄구멍 (Obturator foramen)
③ : 엉덩뼈능선 (Iliac crest)	⑧ : 궁둥뼈 (Ischium)
④ : 넙다리뼈머리 (Femoral head)	⑨ : 볼기뼈절구 (Acetabulum)
⑤ : 넙다리뼈목 (Femoral neck)	⑩ : 큰돌기 (Greater trochanter)

실습한 Pelvis AP Projection 영상을 붙여 봅시다.

실습한 영상 붙이는 곳

Pelvis AP Projection 검사방법에 대해 작성해 봅시다.

02 골반 전후 축방향 검사
Pelvis AP Axial Projection

Inlet view

1 검사목적

외상에 의한 엉덩뼈, 두덩뼈, 궁둥뼈 등의 골절 및 병변 유무 관찰

2 검사방법

1) 환자는 바로누운자세에서 검사를 한다.
2) 정중시상면이 영상수용체(IR) 중심선과 일치시킨다.
3) 골반을 바르게 하고, 다리를 편 후 발을 15 ~ 20˚ 내측으로 회전시킨다.
4) 위앞엉덩뼈가시(ASIS) 아래 5cm 지점이 영상수용체(IR) 중앙에 오도록 한다.
5) 호흡은 일시적으로 멈춘 상태에서 검사를 한다.

3 중심선

골반부 중앙을 향해 발쪽 30˚ 입사

4 실습 시 평가사항

1) 골반이 회전되지 않아야 한다.
2) 조사야 크기를 적절하게 조절한다.
3) 엉덩뼈 두덩뼈, 궁등뼈 등이 대칭적으로 나타나야 한다.
4) 적절한 조건설정으로 골반 구조 전체가 잘 나타나야 한다.
5) 표지자(side marker)는 적절한 위치에 있어야 한다.

5 조사야 크기

14 × 17 inch (35 × 43 cm)

6 검사조건

kVp	mAs	SID(cm)

7 영상평가 기준에 따른 자가 진단 평가

☐ 탁월 ☐ 우수 ☐ 보통 ☐ 미흡

8 실습을 통한 최종 점검 및 평가

번호	평가내용	그렇다	보통이다	아니다
01	골반 전후 축방향 검사방법을 설명할 수 있다.	☐	☐	☐
02	골반 전후 축방향 검사를 스스로 시행하고 영상을 평가할 수 있다.	☐	☐	☐

memo

9 영상 해부학

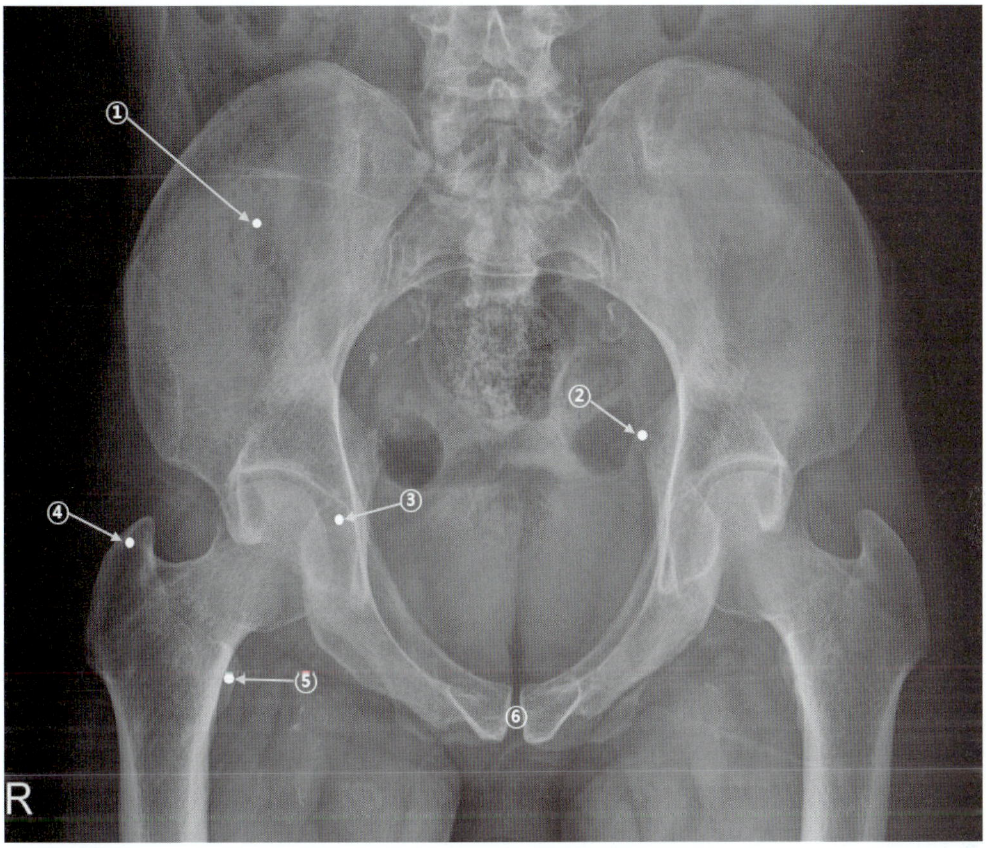

① : 엉덩뼈 (Ilium)

② : 궁둥뼈가시 (Ischial spine)

③ : 볼기뼈절구 (Acetabulum)

④ : 큰돌기 (Greater trochanter)

⑤ : 작은돌기 (Lesser trochanter)

⑥ : 두덩결합 (Pubic symphysis)

실습한 Pelvis AP Axial Projection (Inlet) 영상을 붙여 봅시다.

실습한 영상 붙이는 곳

실습

Pelvis AP Axial Projection (Inlet) 검사방법에 대해 작성해 봅시다.

03 골반 전후 축방향 검사

Pelvis AP Axial Projection

Outlet view

1 검사목적

외상에 의한 두덩뼈, 궁둥뼈, 폐쇄구멍 등의 병변 유무 관찰

2 검사방법

1) 환자는 바로누운자세에서 검사를 한다.
2) 정중시상면이 영상수용체(IR) 중심선과 일치시킨다.
3) 골반을 바르게 하고, 다리를 편 후 발을 15 ~ 20° 내측으로 회전시킨다.
4) 위앞엉덩뼈가시(ASIS) 아래 5cm 지점이 영상수용체(IR) 중앙에 오도록 한다.
5) 호흡은 일시적으로 멈춘 상태에서 검사를 한다.

3 중심선

골반부 중앙을 향해 머리쪽 30° 입사

4 실습 시 평가사항

1) 골반이 회전되지 않아야 한다.
2) 조사야 크기를 적절하게 조절한다.
3) 두덩뼈, 궁둥뼈, 폐쇄구멍 등이 대칭적으로 나타나야 한다.
4) 적절한 조건설정으로 골반 구조 전체가 잘 나타나야 한다.
5) 표지자(side marker)는 적절한 위치에 있어야 한다.

5 조사야 크기

14 × 17 inch (35 × 43 cm)

6 검사조건

kVp	mAs	SID(cm)

7 영상평가 기준에 따른 자가 진단 평가

☐ 탁월 ☐ 우수 ☐ 보통 ☐ 미흡

8 실습을 통한 최종 점검 및 평가

번호	평가내용	그렇다	보통이다	아니다
01	골반 전후 축방향 검사방법을 설명할 수 있다.	☐	☐	☐
02	골반 전후 축방향 검사를 스스로 시행하고 영상을 평가할 수 있다.	☐	☐	☐

memo

9 영상 해부학

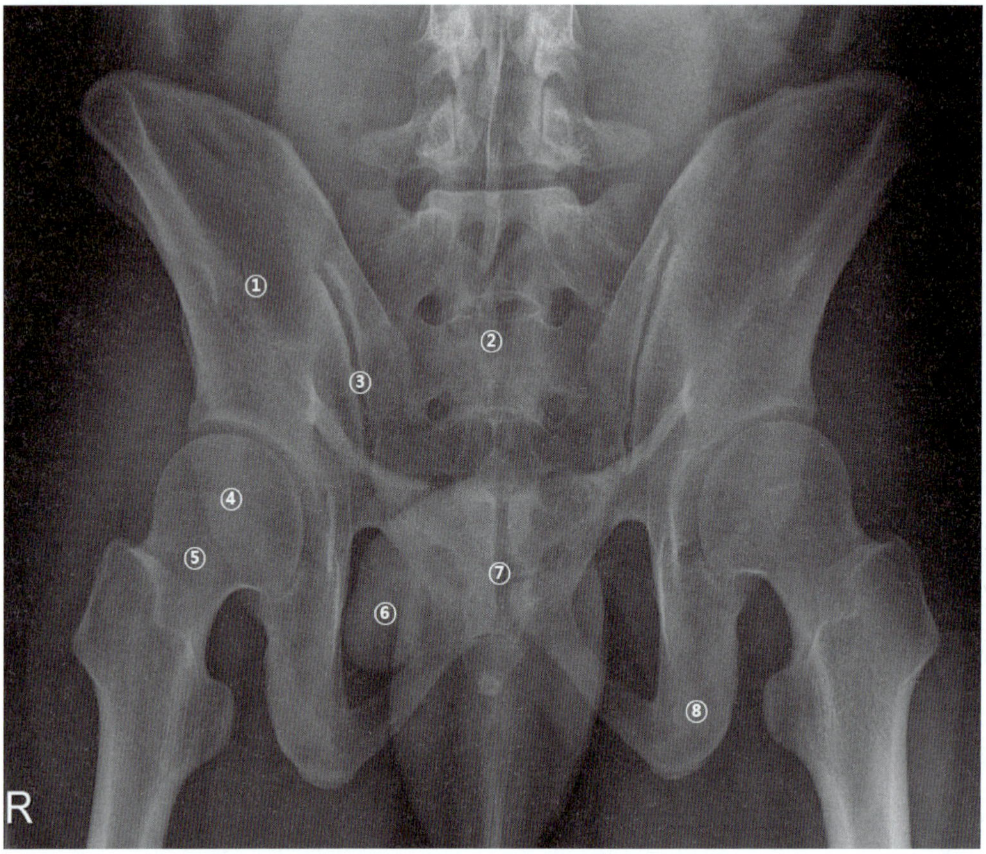

① : 엉덩뼈 (Ilium)

② : 엉치뼈 (Sacrum)

③ : 엉치엉덩관절 (Sacroiliac joint)

④ : 넙다리뼈머리 (Femoral head)

⑤ : 넙다리뼈목 (Femoral neck)

⑥ : 폐쇄구멍 (Obturator foramen)

⑦ : 두덩결합 (Pubic symphysis)

⑧ : 궁둥뼈 (Ischium)

실습한 Pelvis AP Axial Projection (Outlet) 영상을 붙여 봅시다.

실습한 영상 붙이는 곳

Pelvis AP Axial Projection (Outlet) 검사방법에 대해 작성해 봅시다.

04 골반 전후 사방향 검사
Pelvis AP Oblique Projection

RPO & LPO position

1 검사목적

외상에 의한 엉덩뼈, 두덩뼈, 궁둥뼈 등의 골절과 병변 유무 관찰

2 검사방법

1) 환자는 바로누운자세에서 검사를 한다.
2) 정중시상면이 영상수용체(IR) 중심선과 일치시킨다.
3) 골반의 검사 반대쪽을 들어 45° 되게 회전시킨다.
4) 위앞엉덩뼈가시(ASIS) 아래 5cm 지점이 영상수용체(IR) 중앙에 오도록 한다.
5) 호흡은 일시적으로 멈춘 상태에서 검사를 한다.

3 중심선

골반부 중앙을 향해 머리쪽 30° 입사

4 실습 시 평가사항

1) 조사야 크기를 적절하게 조절한다.
2) 몸쪽 넙다리뼈, 골반 전체가 포함되어 나타나야 한다.
3) 검사쪽 엉덩뼈, 두덩뼈, 궁둥뼈가 잘 나타나야 한다.
4) 비교하기 위해 양쪽 사방향 검사를 실시해야 한다.
5) 적절한 조건설정으로 골반 전체가 잘 나타나야 한다.
6) 표지자(side marker)는 적절한 위치에 있어야 한다.

5 조사야 크기

14 × 17 inch (35 × 43 cm)

6 검사조건

kVp	mAs	SID(cm)

7 영상평가 기준에 따른 자가 진단 평가

☐ 탁월 ☐ 우수 ☐ 보통 ☐ 미흡

8 실습을 통한 최종 점검 및 평가

번호	평가내용	그렇다	보통이다	아니다
01	골반 전후 사방향 검사방법을 설명할 수 있다.	☐	☐	☐
02	골반 전후 사방향 검사를 스스로 시행하고 영상을 평가할 수 있다.	☐	☐	☐

memo

9 영상 해부학

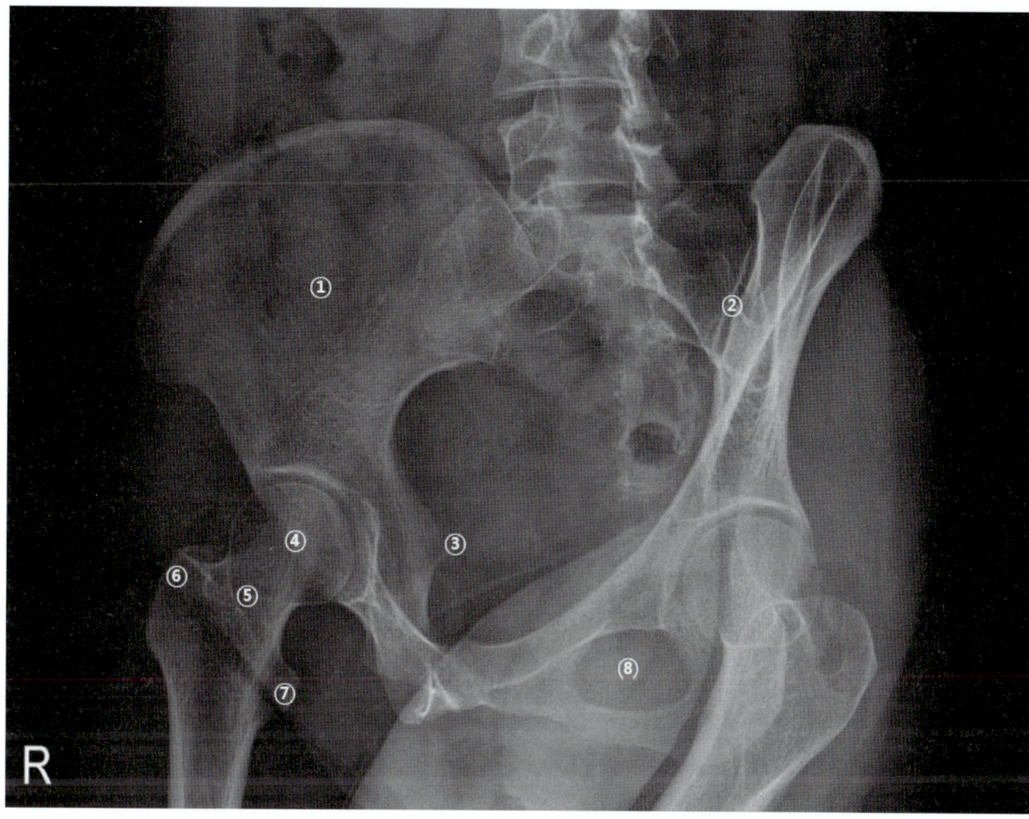

① : 엉덩뼈 (Ilium)

② : 엉치엉덩관절 (Sacroiliac joint)

③ : 궁둥뼈가시 (Ischial spine)

④ : 넙다리뼈머리 (Femoral head)

⑤ : 넙다리뼈목 (Femoral neck)

⑥ : 큰돌기 (Greater trochanter)

⑦ : 작은돌기 (Lesser trochanter)

⑧ : 폐쇄구멍 (Obturator foramen)

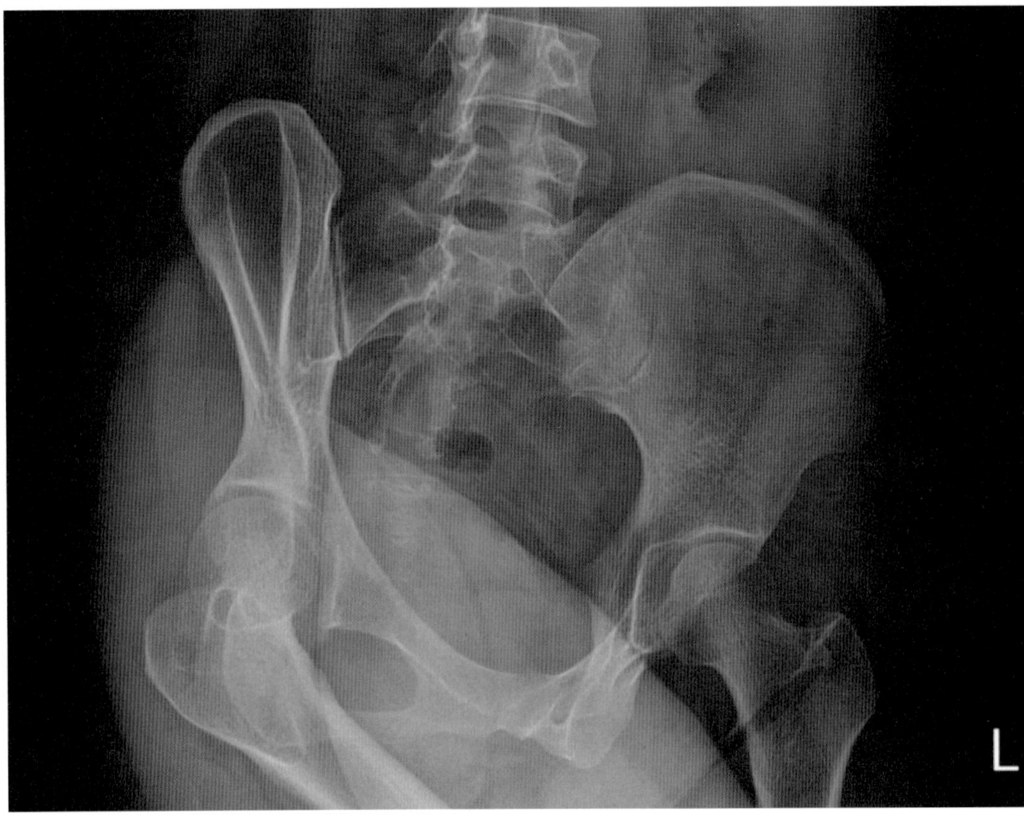
L

실습한 Pelvis AP Oblique Projection 영상을 붙여 봅시다.

실습한 영상 붙이는 곳

Pelvis AP Oblique Projection 검사방법에 대해 작성해 봅시다.

05 엉덩관절 전후 방향 검사

Hip AP Projection

1 검사목적

외상에 의한 넙다리뼈 머리, 넙다리뼈 목, 큰돌기, 작은돌기 등의 골절, 탈구 등의 병변 유무 관찰

2 검사방법

1) 환자는 바로누운자세에서 검사를 한다.
2) 정중시상면이 영상수용체(IR) 중심선과 일치시킨다.
3) 골반을 바르게 하고, 다리를 편 후 발을 15 ~ 20° 내측으로 회전시킨다.
4) 두덩결합 지점이 영상수용체(IR) 중앙에 오도록 한다.
5) 호흡은 일시적으로 멈춘 상태에서 검사를 한다.

3 중심선

두덩결합 지점을 향해 수직 입사

4 실습 시 평가사항

1) 골반이 회전되지 않아야 한다.
2) 조사야 크기를 적절하게 조절한다.
3) 넙다리뼈 머리, 목 부분이 잘 나타나야 한다.
4) 큰돌기, 작은돌기 부분이 잘 나타나야 한다.
5) 적절한 조건설정으로 엉덩관절 전체가 잘 나타나야 한다.
6) 표지자(side marker)는 적절한 위치에 있어야 한다.

5 조사야 크기

14 × 17 inch (35 × 43 cm)

6 검사조건

kVp	mAs	SID(cm)

7 영상평가 기준에 따른 자가 진단 평가

☐ 탁월 ☐ 우수 ☐ 보통 ☐ 미흡

8 실습을 통한 최종 점검 및 평가

번호	평가내용	그렇다	보통이다	아니다
01	엉덩관절 전후 방향 검사방법을 설명할 수 있다.	☐	☐	☐
02	엉덩관절 전후 방향 검사를 스스로 시행하고 영상을 평가할 수 있다.	☐	☐	☐

memo

9 영상 해부학

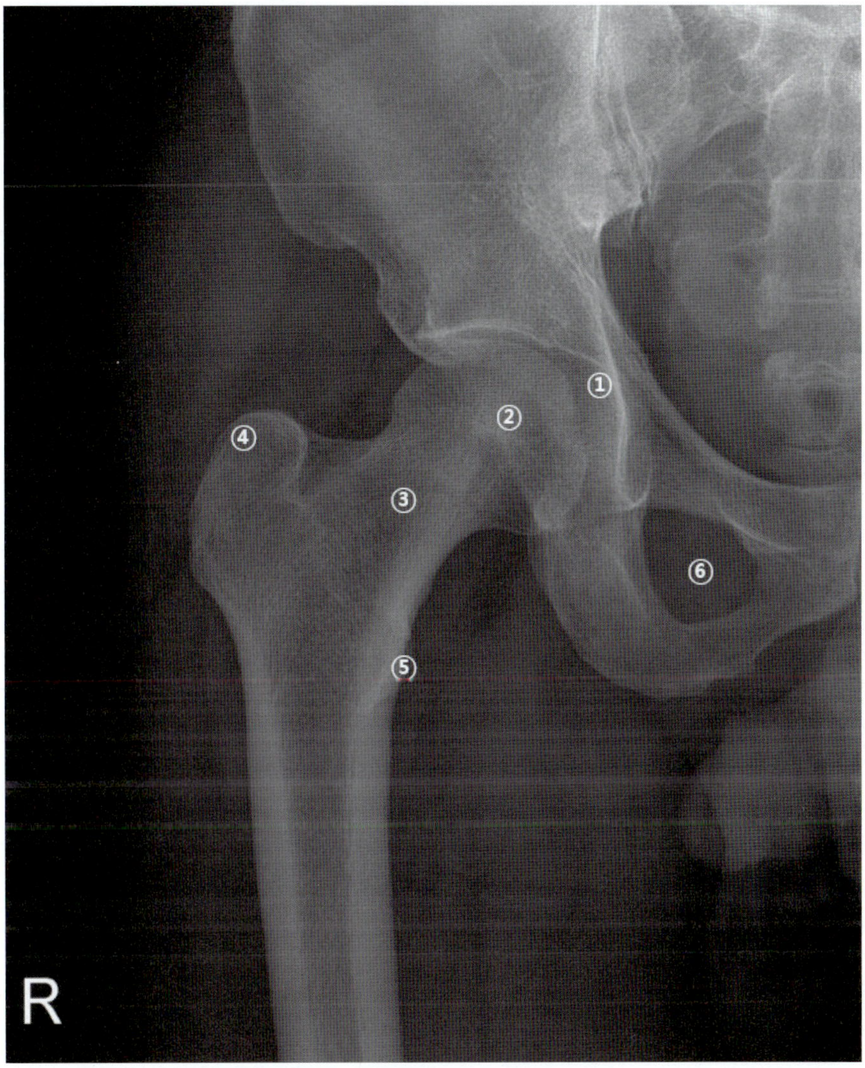

① : 볼기뼈절구 (Acetabulum)

② : 넙다리뼈머리 (Femoral head)

③ : 넙다리뼈목 (Femoral neck)

④ : 큰돌기 (Greater trochanter)

⑤ : 작은돌기 (Lesser trochanter)

⑥ : 폐쇄구멍 (Obturator foramen)

실습한 Hip AP Projection 영상을 붙여 봅시다.

실습한 영상 붙이는 곳

Hip AP Projection 검사방법에 대해 작성해 봅시다.

06 엉덩관절 측방향 검사

Hip Lateral Projection

Hickey법

1 검사목적

외상에 의한 볼기뼈 절구, 넙다리뼈 머리, 넙다리뼈 목 등의 병변 유무 관찰

2 검사방법

1) 환자는 옆으로 누운자세에서 검사를 한다.
2) 검사쪽 엉덩관절 부위를 영상수용체(IR) 중심에 위치시킨다.
3) 검사쪽 무릎을 굽히고, 넙다리뼈가 IR과 평행되게 한다.
4) 반대쪽 골반은 뒤쪽으로 회전시켜 검사쪽 엉덩관절과 겹치지 않도록 주의한다.

3 중심선

엉덩관절 부위를 향해 머리쪽 20 ~ 25°입사

4 실습 시 평가사항

1) 조사야 크기를 적절하게 조절한다.
2) 엉덩관절이 영상 중앙에 잘 나타나야 한다.
3) 볼기뼈 절구가 잘 나타나야 한다.
4) 검사쪽 넙다리뼈 머리, 넙다리뼈 목이 잘 나타나야 한다.
5) 적절한 조건설정으로 엉덩관절 전체가 잘 나타나야 한다.
6) 표지자(side marker)는 적절한 위치에 있어야 한다.

5 조사야 크기

14 × 17 inch (35 × 43 cm)

6 검사조건

kVp	mAs	SID(cm)

7 영상평가 기준에 따른 자가 진단 평가

☐ 탁월 ☐ 우수 ☐ 보통 ☐ 미흡

8 실습을 통한 최종 점검 및 평가

번호	평가내용	그렇다	보통이다	아니다
01	엉덩관절 측방향 검사방법을 설명할 수 있다.	☐	☐	☐
02	엉덩관절 측방향 검사를 스스로 시행하고 영상을 평가할 수 있다.	☐	☐	☐

memo

9 영상 해부학

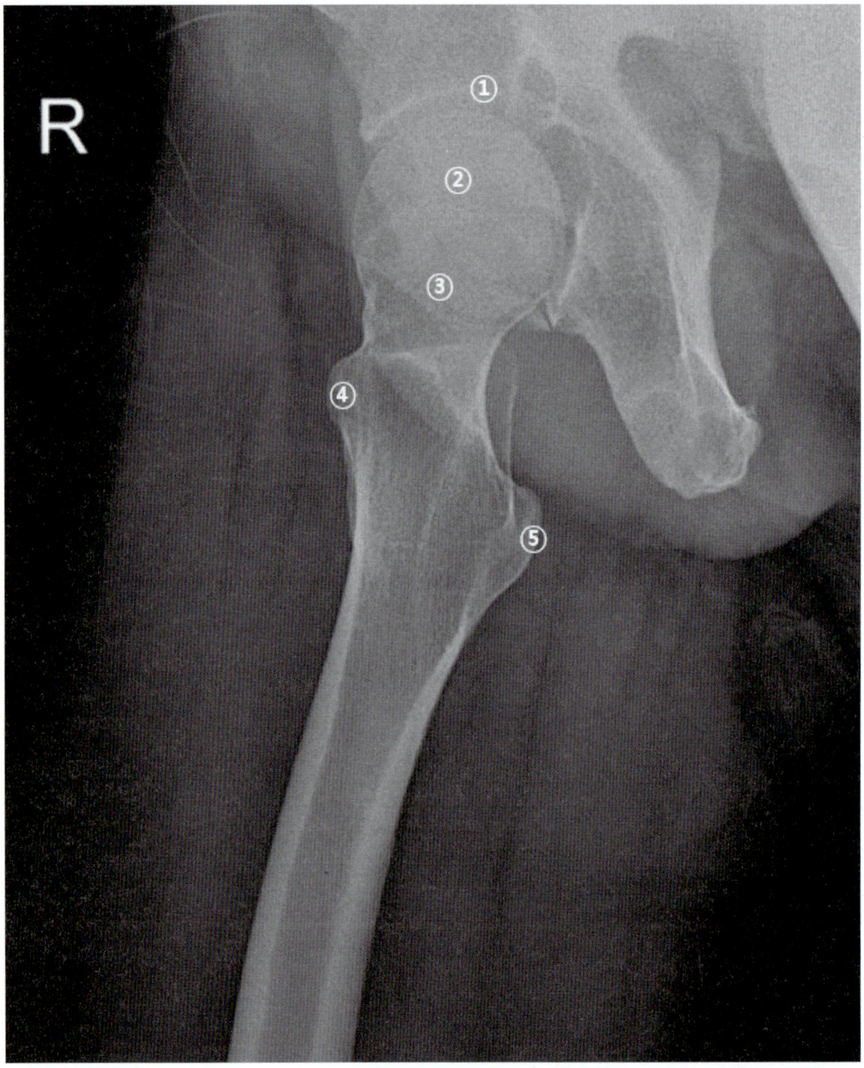

① : 볼기뼈절구 (Acetabulum)

② : 넙다리뼈머리 (Femoral head)

③ : 넙다리뼈목 (Femoral neck)

④ : 큰돌기 (Greater trochanter)

⑤ : 작은돌기 (Lesser trochanter)

실습한 Hip Lateral Projection 영상을 붙여 봅시다.

실습한 영상 붙이는 곳

Hip Lateral Projection 검사방법에 대해 작성해 봅시다.

08

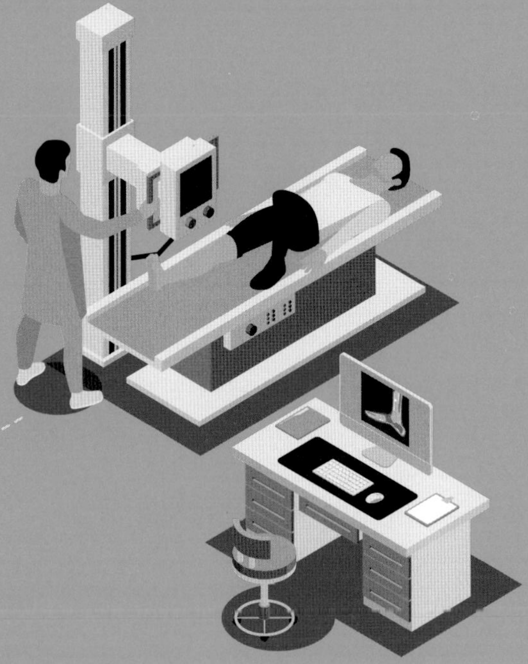

가슴 & 갈비뼈

Chest & Rib

학습목표

❶ 가슴 후전방향 검사를 시행할 수 있다.

❷ 가슴 측방향 검사를 시행할 수 있다.

❸ 갈비뼈 전후방향 검사를 시행할 수 있다.

❹ 갈비뼈 전후 사방향 검사를 시행할 수 있다.

01 가슴 후전 방향 검사

Chest PA Projection

1 검사목적

폐렴, 공기가슴증, 폐종양 등의 병변 유무 관찰

2 검사방법

1) 환자는 선자세 혹은 앉은에서 검사를 한다.
2) 환자는 곧게 서서 체중을 양발에 균등하게 한 상태에서 앞쪽 가슴을 밀착시키다. 정중시상면이 영상수용체(IR) 중심선과 일치시킨다.
3) 어깨뼈를 측면으로 이동시키기 위해 양쪽 손등을 엉덩부위에 놓고 팔꿈치를 IR면 앞쪽으로 당겨 놓는다.
4) 등뼈 여섯 번째 지점이 영상수용체(IR) 중앙에 오도록 한다.
5) 호흡은 깊은 들숨 후 멈춘 상태에서 검사를 한다.

3 중심선

등뼈 여섯 번째(T6) 지점을 향해 수평 입사

4 실습 시 평가사항

1) 몸이 회전되지 않아야 한다.
2) 허파 전체가 선명하게 나타나야 한다.
3) 턱과 허파꼭대기가 겹치지 않아야 한다.
4) 어깨뼈가 폐야와 겹치지 않아야 한다.
5) 양쪽 복장빗장관절이 척추를 중심으로 대칭적으로 나타나야 한다.
6) 표지자(side marker)는 적절한 위치에 있어야 한다.

5 조사야 크기

14 × 17 inch (35 × 43 cm)

6 검사조건

kVp	mAs	SID(cm)

7 영상평가 기준에 따른 자가 진단 평가

☐ 탁월 ☐ 우수 ☐ 보통 ☐ 미흡

8 실습을 통한 최종 점검 및 평가

번호	평가내용	그렇다	보통이다	아니다
01	가슴 후전 방향 검사방법을 설명할 수 있다.	☐	☐	☐
02	가슴 후전 방향 검사를 스스로 시행하고 영상을 평가할 수 있다.	☐	☐	☐

memo

9 영상 해부학

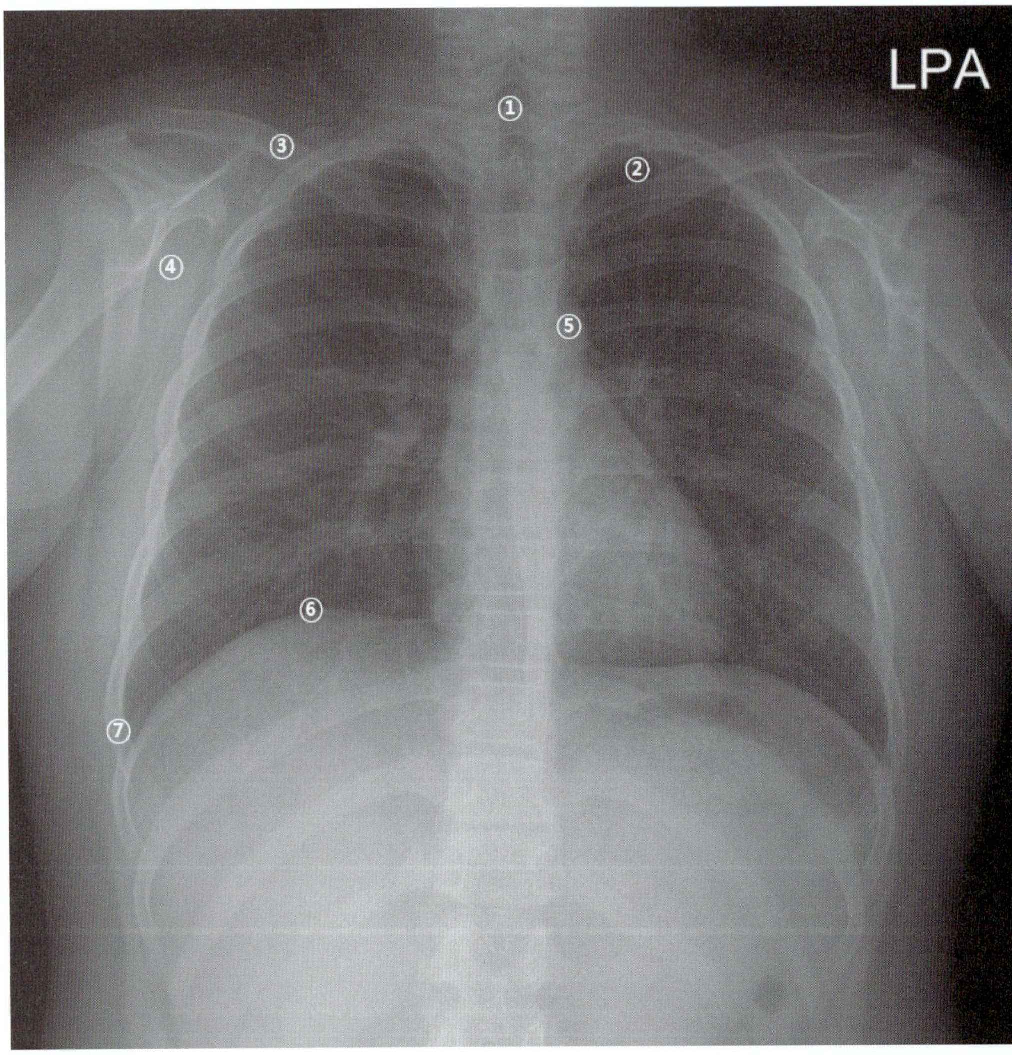

①：기관 (Trachea)

②：허파꼭대기 (Lung apex)

③：빗장뼈 (Clavicle)

④：어깨뼈 (Scapula)

⑤：대동맥활 (Aortic arch)

⑥：가로막 (Diaphragm)

⑦：갈비가로막각 (Costophrenic angle)

실습한 Chest PA Projection 영상을 붙여 봅시다.

실습한 영상 붙이는 곳

Chest PA Projection 검사방법에 대해 작성해 봅시다.

02 가슴 측방향 검사
Chest Lateral Projection

1 검사목적

허파, 심장 등의 구조 및 폐렴, 폐종양 등의 병변 유무 관찰

2 검사방법

1) 환자는 선자세 혹은 앉은에서 검사를 한다.
2) 환자는 곧게 서서 체중을 양발에 균등하게 한 상태에서 왼쪽 가슴을 밀착시킨다.
   (오른쪽에 증상이 있으면 오른쪽 가슴을 밀착시킨다.)
3) 중중이마면이 영상수용체(IR) 중심선과 일치시킨다.
4) 등뼈 여섯 번째 지점이 영상수용체(IR) 중앙에 오도록 한다.
5) 호흡은 깊은 들숨 후 멈춘 상태에서 검사를 한다.

3 중심선

등뼈 여섯 번째(T6) 지점을 향해 수평 입사

4 실습 시 평가사항

1) 몸이 회전되지 않아야 한다.
2) 허파 전체가 선명하게 나타나야 한다.
3) 허파문은 영상수용체(IR) 중앙에 나타나야 한다.
4) 가로막과 허파음영이 잘 나타나야 한다.
5) 뒤쪽 갈비뼈는 겹쳐져서 나타나야 한다.
6) 표지자(side marker)는 적절한 위치에 있어야 한다.

5 조사야 크기

14 × 17 inch (35 × 43 cm)

6 검사조건

kVp	mAs	SID(cm)

7 영상평가 기준에 따른 자가 진단 평가

☐ 탁월 ☐ 우수 ☐ 보통 ☐ 미흡

8 실습을 통한 최종 점검 및 평가

번호	평가내용	그렇다	보통이다	아니다
01	가슴 측방향 검사방법을 설명할 수 있다.	☐	☐	☐
02	가슴 측방향 검사를 스스로 시행하고 영상을 평가할 수 있다.	☐	☐	☐

memo

9 영상 해부학

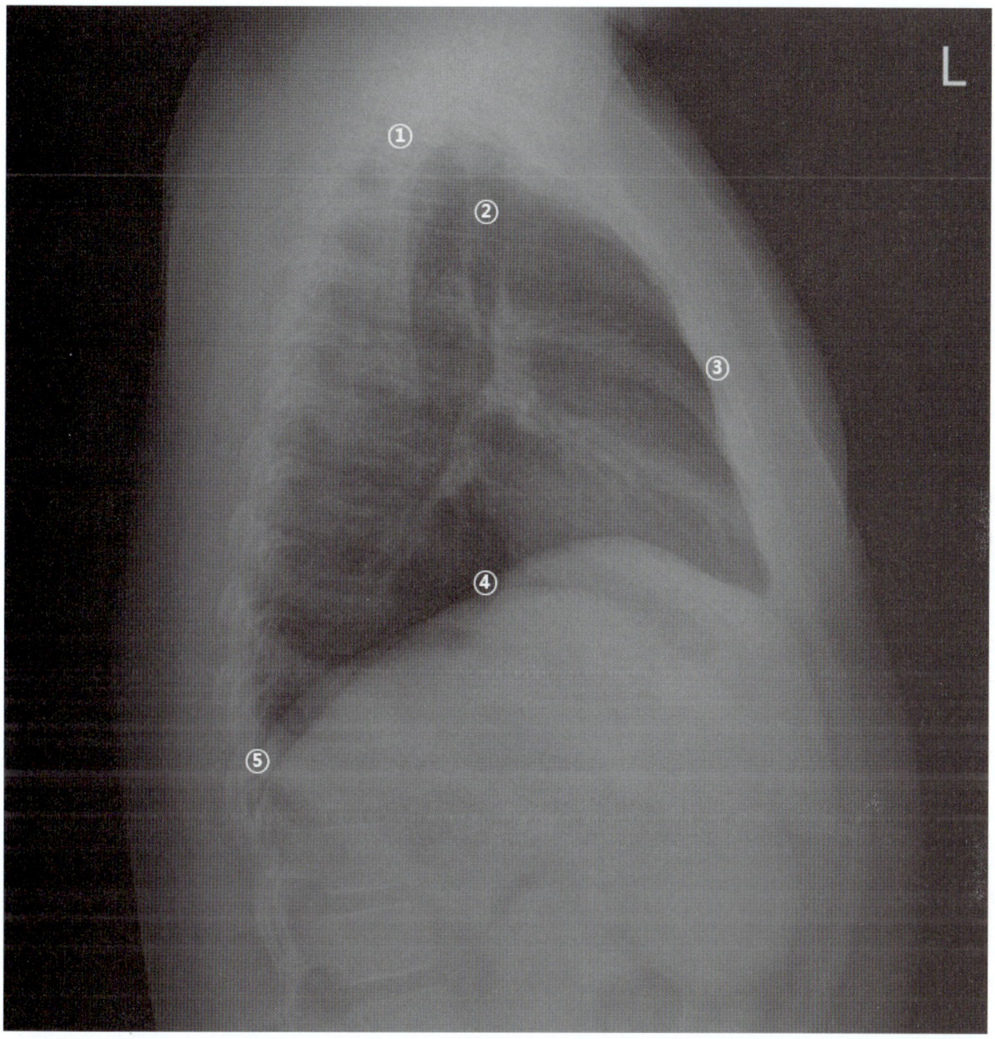

① : 허파꼭대기 (Lung apex)

② : 기관 (Trachea)

③ : 복장뼈몸통 (Sternum body)

④ : 가로막 (Diaphragm)

⑤ : 갈비가로막각 (Costophrenic angle)

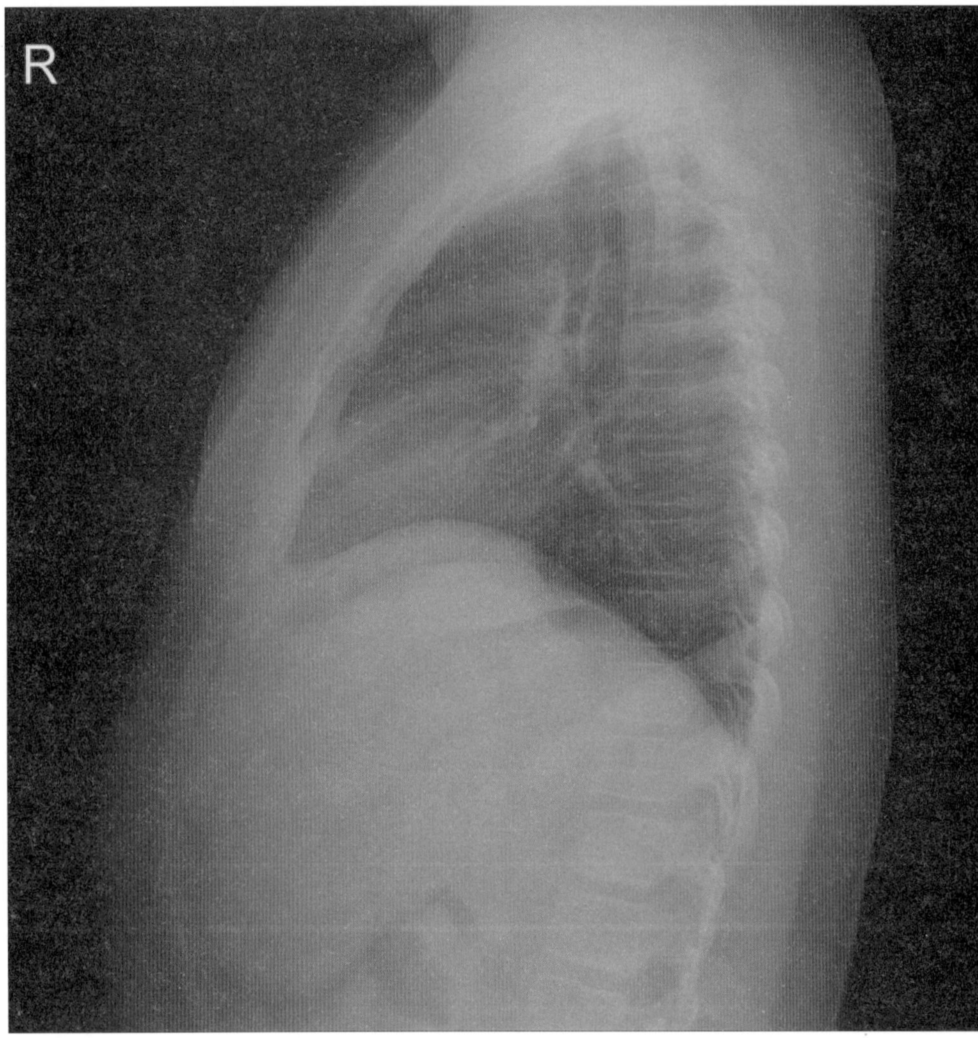
R

실습한 Chest Lateral Projection 영상을 붙여 봅시다.

실습한 영상 붙이는 곳

Chest Lateral Projection 검사방법에 대해 작성해 봅시다.

03 갈비뼈 전후 방향 검사

Rib AP Projection

1 검사목적

외상에 의한 갈비뼈의 골절 등의 병변 유무 관찰

2 검사방법

1) 환자는 선자세 혹은 바로누운에서 검사를 한다.
2) 가로막 위쪽 갈비뼈를 관찰하고자 할 경우 선자세로, 가로막 아래쪽 갈비뼈를 관찰하고자 하는 경우 바로누운자세로 검사를 한다.
3) 등뼈 여섯 번째 지점이 영상수용체(IR) 중앙에 오도록 한다.
4) 가로막 위쪽 갈비뼈를 관찰하고자 할 경우 호흡은 깊은 들숨 후 멈춘 상태에서, 가로막 아래쪽 갈비뼈를 관찰하고자 하는 경우 깊은 날숨 후 멈춘 상태에서 검사를 한다.

3 중심선

등뼈 여섯 번째(T6) 지점을 향해 수평 입사

4 실습 시 평가사항

1) 가슴우리가 회전되지 않아야 한다.
2) 적절한 조건설정으로 갈비뼈가 잘 나타나야 한다.
3) 가로막 아래 갈비뼈 손상은 일반적으로 후방 갈비뼈 손상이기에 전후방향 검사가 유용하며, 전방 갈비뼈 손상 의심시에는 후전방향 검사가 필요하다.
4) 표지자(side marker)는 적절한 위치에 있어야 한다.

5 조사야 크기

14 × 17 inch (35 × 43 cm)

6 검사조건

kVp	mAs	SID(cm)

7 영상평가 기준에 따른 자가 진단 평가

☐ 탁월 ☐ 우수 ☐ 보통 ☐ 미흡

8 실습을 통한 최종 점검 및 평가

번호	평가내용	그렇다	보통이다	아니다
01	갈비뼈 전후 방향 검사방법을 설명할 수 있다.	☐	☐	☐
02	갈비뼈 전후 방향 검사를 스스로 시행하고 영상을 평가할 수 있다.	☐	☐	☐

memo

9 영상 해부학

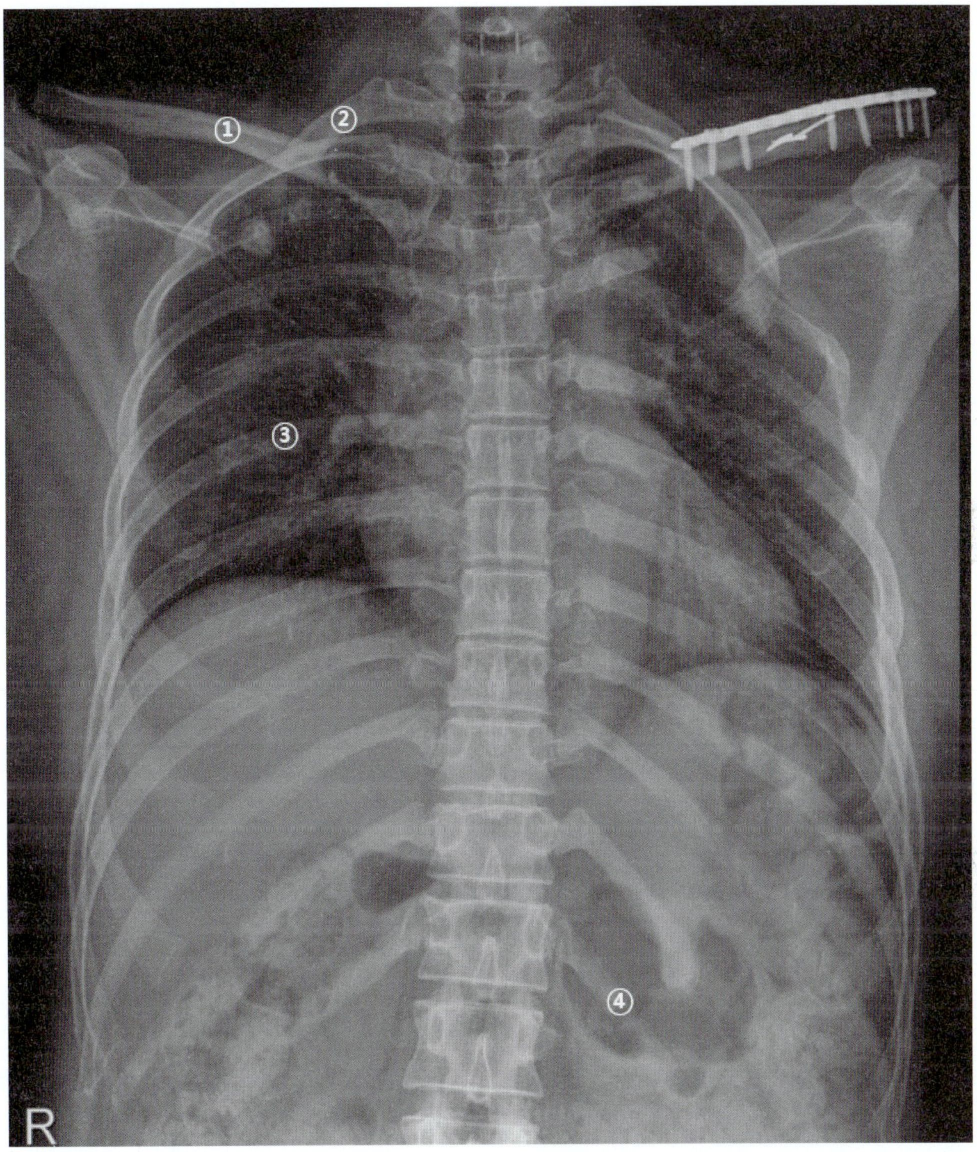

① : 빗장뼈 (Clavicle)

② : 첫째 갈비뼈 (1st rib)

③ : 여섯째 갈비뼈 (6th rib)

④ : 열두번째 갈비뼈 (12th rib)

실습한 Rib AP Projection 영상을 붙여 봅시다.

실습한 영상 붙이는 곳

Rib AP Projection 검사방법에 대해 작성해 봅시다.

04 갈비뼈 전후 사방향 검사

Rib AP Oblique Projection

RPO & LPO position

1 검사목적

외상에 의한 갈비뼈의 골절(겨드랑이 부분) 등의 병변 유무 관찰

2 검사방법

1) 환자는 선자세 혹은 바로누운에서 검사를 한다.
2) 양손을 위로 올리고 검사쪽으로 45° 회전시킨다.
3) 등뼈 여섯 번째 지점이 영상수용체(IR) 중앙에 오도록 한다.
4) 가로막 위쪽 갈비뼈를 관찰하고자 할 경우 호흡은 깊은 들숨 후 멈춘 상태에서, 가로막 아래쪽 갈비뼈를 관찰하고자 하는 경우 깊은 날숨 후 멈춘 상태에서 검사를 한다.

3 중심선

등뼈 여섯 번째(T6) 지점을 향해 수평 입사

4 실습 시 평가사항

1) 갈비뼈의 겨드랑이 부위가 펼쳐지게 잘 나타나야 한다.
2) 적절한 조건설정으로 갈비뼈가 잘 나타나야 한다.
3) 오른쪽 갈비뼈 겨드랑 부분 관찰을 위해서 RPO 또는 LAO 자세를 왼쪽 갈비뼈 겨드랑 부분 관찰을 위해서 LPO 또는 RAO 자세로 검사를 한다.
4) 표지자(side marker)는 적절한 위치에 있어야 한다.

5 조사야 크기

14 × 17 inch (35 × 43 cm)

6 검사조건

kVp	mAs	SID(cm)

7 영상평가 기준에 따른 자가 진단 평가

☐ 탁월 ☐ 우수 ☐ 보통 ☐ 미흡

8 실습을 통한 최종 점검 및 평가

번호	평가내용	그렇다	보통이다	아니다
01	갈비뼈 전후 사방향 검사방법을 설명할 수 있다.	☐	☐	☐
02	갈비뼈 전후 사방향 검사를 스스로 시행하고 영상을 평가할 수 있다.	☐	☐	☐

memo

9 영상 해부학

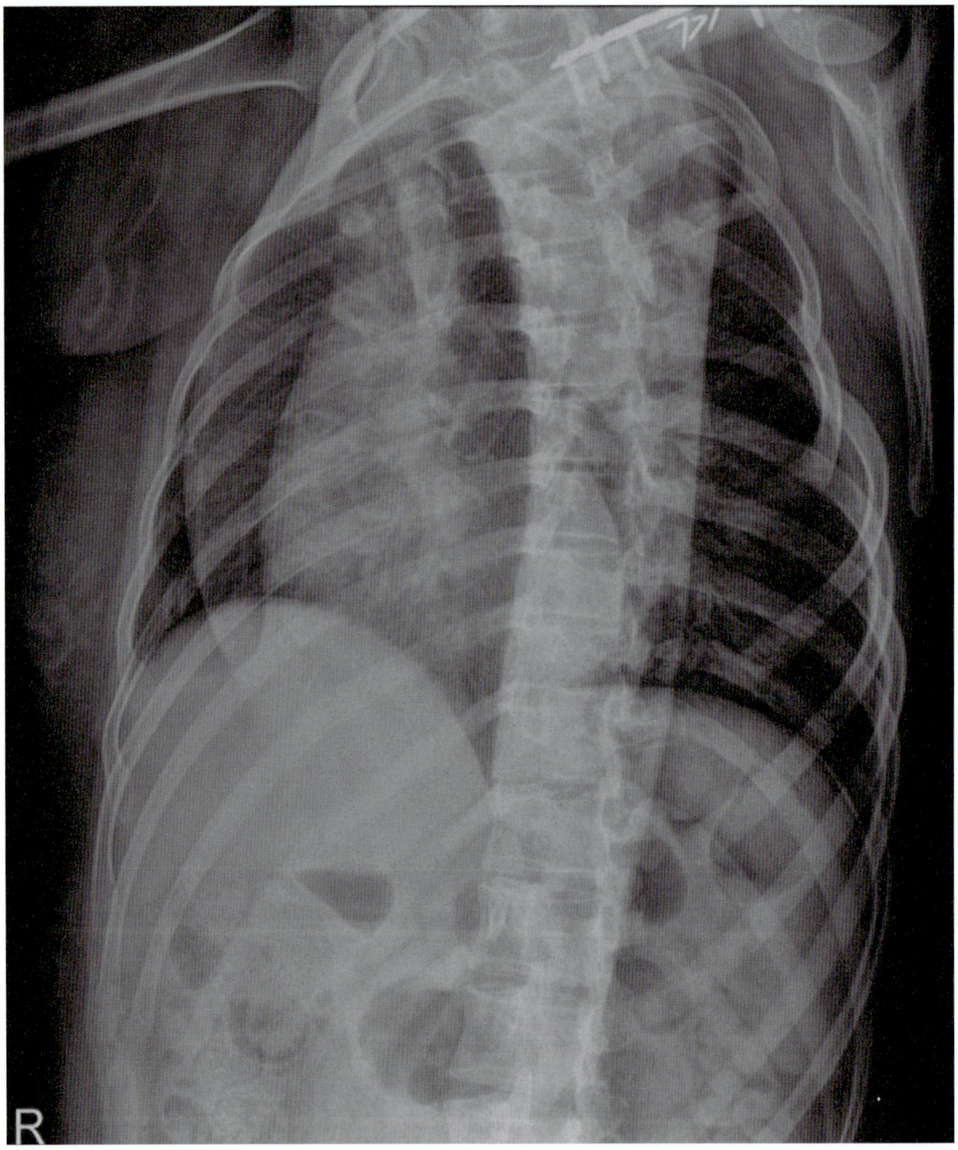

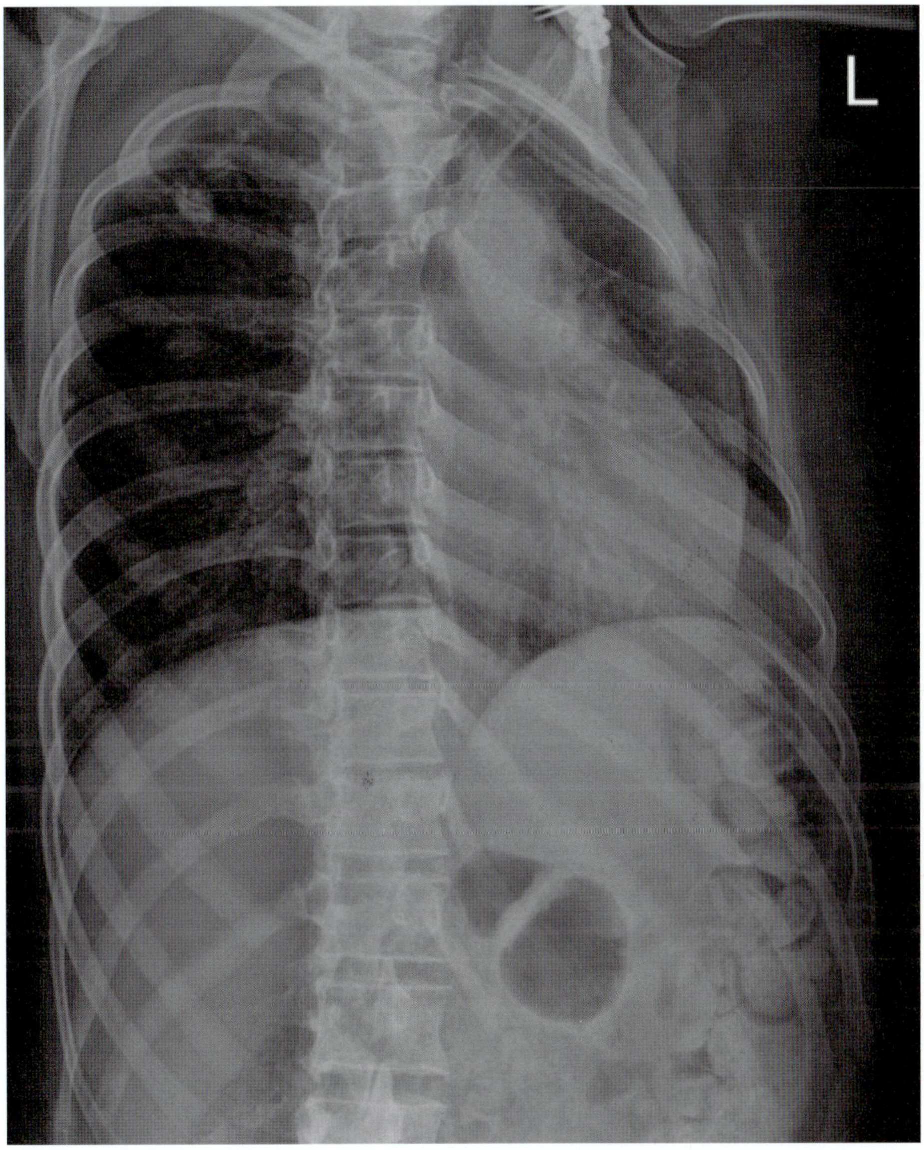
L

실습한 Rib AP Oblique Projection 영상을 붙여 봅시다.

실습한 영상 붙이는 곳

Rib AP Oblique Projection 검사방법에 대해 작성해 봅시다.

09

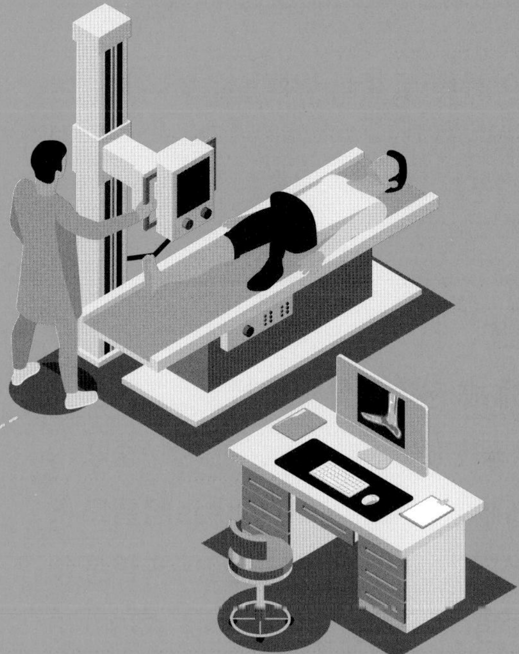

복장뼈 & 배

Sternum & Abdomen

학습목표

❶ 복장뼈 후전 사방향 검사를 시행할 수 있다.

❷ 복장뼈 측방향 검사를 시행할 수 있다.

❸ 배 바로누운자세 전후방향 검사를 시행할 수 있다.

❹ 배 선자세 전후방향 검사를 시행할 수 있다.

01 복장뼈 후전 사방향 검사

Sternum PA Oblique Projection

RAO position

1 검사목적

외상에 의한 복장뼈 골절 등의 병변 유무 관찰

2 검사방법

1) 환자는 선자세 혹은 엎드린자세에서 검사를 한다.
2) 오른쪽 앞 가슴을 15 ~ 20° 회전시켜 영상수용체(IR)에 밀착시킨다.
3) 복장뼈 중앙 지점이 영상수용체(IR) 중앙에 오도록 한다.
4) 호흡은 날숨 후 멈춘상태에서 검사를 한다.

3 중심선

복장뼈 중앙을 향해 수평 입사

4 실습 시 평가사항

1) 조사야 크기를 적절하게 조절한다.
2) 복장뼈는 심장 음염과 겹쳐 보여야 한다.
3) 복장뼈는 척추와 겹치지 않아야 한다.
4) 복장뼈자루부터 칼돌기가 포함된 복장뼈 전체가 나타나야 한다.
5) 적절한 조건설정으로 복장뼈가 잘 나타나야 한다.
6) 표지자(side marker)는 적절한 위치에 있어야 한다.

5 조사야 크기

10 × 12 inch (24 × 30 cm)

6 검사조건

kVp	mAs	SID(cm)

7 영상평가 기준에 따른 자가 진단 평가

☐ 탁월 ☐ 우수 ☐ 보통 ☐ 미흡

8 실습을 통한 최종 점검 및 평가

번호	평가내용	그렇다	보통이다	아니다
01	복장뼈 후전 사방향 검사방법을 설명할 수 있다.	☐	☐	☐
02	복장뼈 후전 사방향 검사를 스스로 시행하고 영상을 평가할 수 있다.	☐	☐	☐

memo

9 영상 해부학

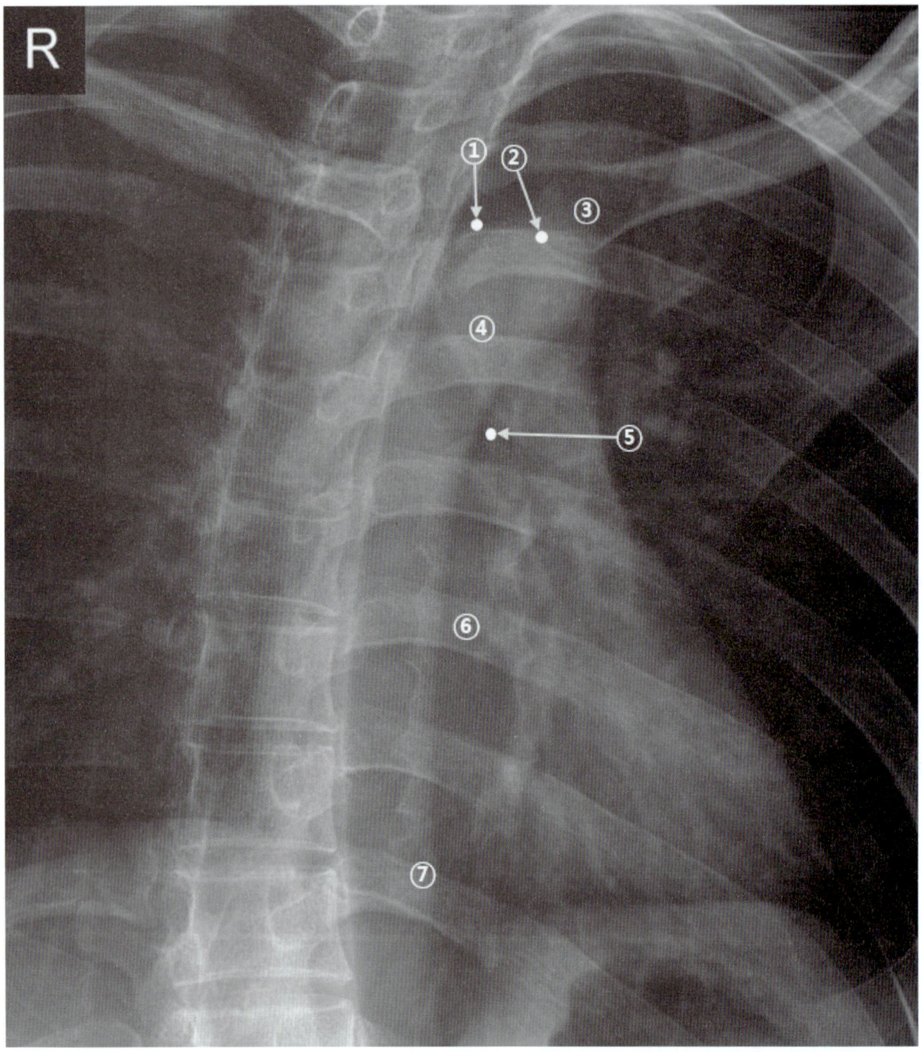

① : 목아래패임 (Jugular notch)

② : 복장빗장관절 (Sternoclavicular joint)

③ : 빗장뼈 (Clavicle)

④ : 복장뼈자루 (Manubrium)

⑤ : 복장뼈각 (Sternal angle)

⑥ : 복장뼈몸통 (Sternum body)

⑦ : 칼돌기 (Xiphoid process)

실습한 Sternum PA Oblique Projection 영상을 붙여 봅시다.

실습한 영상 붙이는 곳

Sternum PA Oblique Projection 검사방법에 대해 작성해 봅시다.

02 복장뼈 측방향 검사

Sternum Lateral Projection

1 검사목적

외상에 의한 복장뼈 골절 등의 병변 유무 관찰

2 검사방법

1) 환자는 선자세 혹은 옆으로 누운자세에서 검사를 한다.
2) 측면자세로 한 후 가쪽 어깨를 영상수용체(IR)에 밀착시킨다.
3) 복장뼈 중앙 지점이 영상수용체(IR) 중앙에 오도록 한다.
4) 양쪽 팔을 뒤쪽으로 젖히고, 가슴을 앞쪽으로 최대한 펴게 한다.
5) 호흡은 들숨 후 멈춘상태에서 검사를 한다.

3 중심선

복장뼈 중앙을 향해 수평 입사

4 실습 시 평가사항

1) 조사야 크기를 적절하게 조절한다.
2) 복장뼈의 확대를 방지하기 위해 SID는 180cm로 한다.
3) 환자의 상태에 따라 바로누운자세에서 검사할 수도 있다.
4) 복장뼈자루부터 칼돌기가 포함된 복장뼈 전체가 나타나야 한다.
5) 적절한 조건설정으로 복장뼈가 잘 나타나야 한다.
6) 표지자(side marker)는 적절한 위치에 있어야 한다.

5 조사야 크기

10 × 12 inch (24 × 30 cm)

6 검사조건

kVp	mAs	SID(cm)

7 영상평가 기준에 따른 자가 진단 평가

☐ 탁월 ☐ 우수 ☐ 보통 ☐ 미흡

8 실습을 통한 최종 점검 및 평가

번호	평가내용	그렇다	보통이다	아니다
01	복장뼈 측방향 검사방법을 설명할 수 있다.	☐	☐	☐
02	복장뼈 측방향 검사를 스스로 시행하고 영상을 평가할 수 있다.	☐	☐	☐

memo

9 영상 해부학

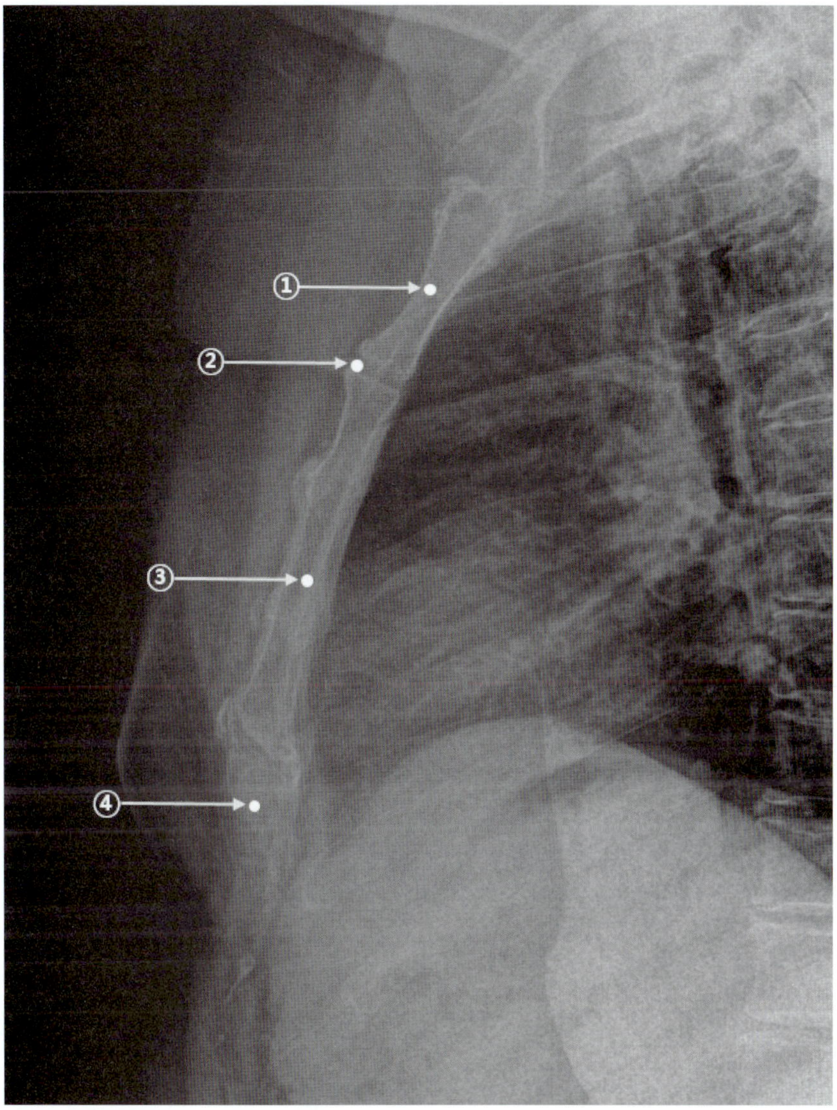

①：복장뼈자루 (Manubrium)

②：복장뼈각 (Sternal angle)

③：복장뼈몸통 (Sternum body)

④：칼돌기 (Xiphoid process)

실습한 Sternum Lateral Projection 영상을 붙여 봅시다.

실습한 영상 붙이는 곳

Sternum Lateral Projection 검사방법에 대해 작성해 봅시다.

03

배 전후 방향 검사

Abdomen AP Projection

Supine position

1 검사목적

간, 지라, 비장, 콩팥 등의 상태, 결석 등의 병변 유무 관찰

2 검사방법

1) 환자는 바로누운자세에서 검사를 한다.
2) 정중시상면이 영상수용체(IR) 중심선과 일치시킨다.
3) 엉덩뼈능선이 영상수용체(IR) 중앙에 오도록 한다.
4) 호흡은 날숨 후 멈춘 상태에서 검사를 한다.

3 중심선

양쪽 엉덩뼈능선 사이 중앙 지점을 향해 수직 입사

4 실습 시 평가사항

1) 조사야 크기를 적절하게 조절한다.
2) 회전이 없어야 한다.
3) 허리근이 잘 나타나야 한다.
4) 배안의 가스 및 석회화, 장기의 윤곽이 잘 나타나야 한다.
5) 적절한 조건설정으로 검사가 이루어져야 한다.
6) 표지자(side marker)는 적절한 위치에 있어야 한다.

5 조사야 크기

14 × 17 inch (35 × 43 cm)

6 검사조건

kVp	mAs	SID(cm)

7 영상평가 기준에 따른 자가 진단 평가

☐ 탁월　☐ 우수　☐ 보통　☐ 미흡

8 실습을 통한 최종 점검 및 평가

번호	평가내용	그렇다	보통이다	아니다
01	배 전후방향 검사방법을 설명할 수 있다.	☐	☐	☐
02	배 전후방향 검사를 스스로 시행하고 영상을 평가할 수 있다.	☐	☐	☐

memo

9 영상 해부학

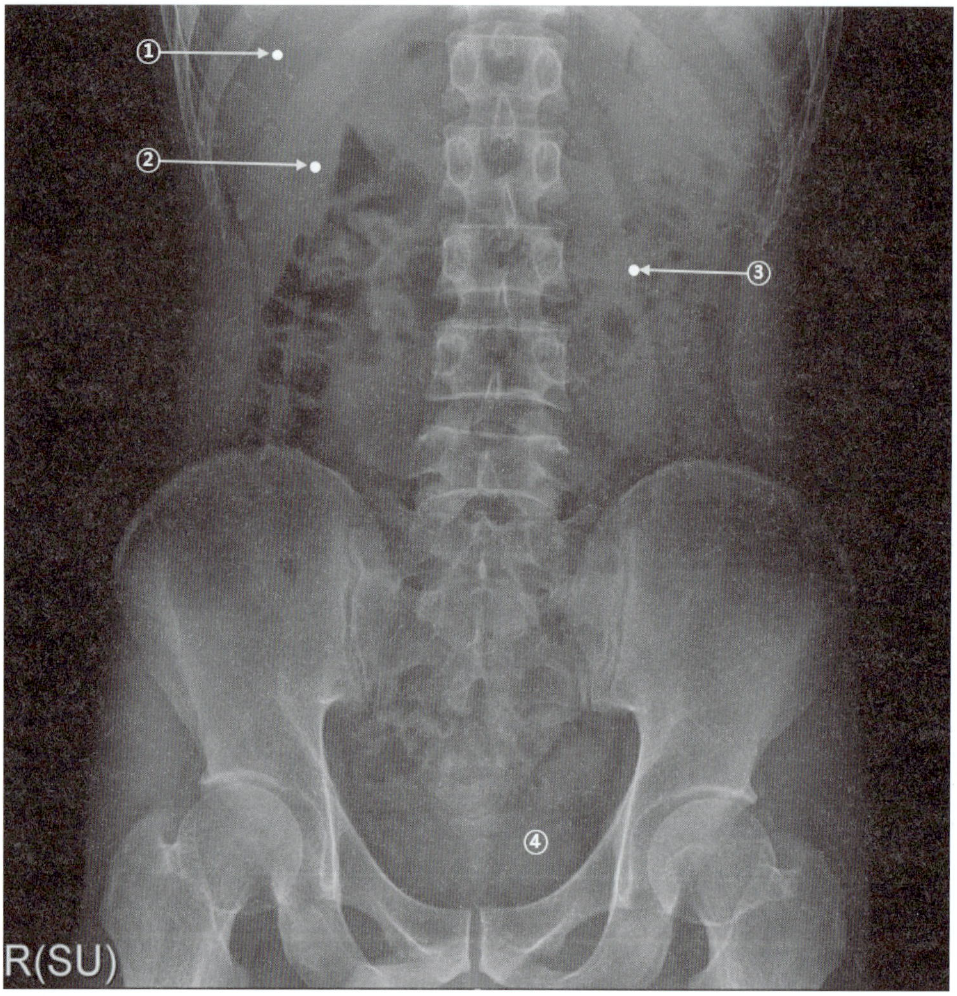

① : 간 (Liver)

② : 콩팥 (Kidney)

③ : 허리근 (Psoas muscle)

④ : 방광 (Bladder)

실습한 Abdomen AP Projection 영상을 붙여 봅시다.

실습한 영상 붙이는 곳

Abdomen AP Projection 검사방법에 대해 작성해 봅시다.

04 배 전후 방향 검사

Abdomen AP Projection

Erect position

1 검사목적

복강내 유리가스에 의한 수면상 관찰, 간, 지라, 비장, 콩팥 등의 상태, 결석 등의 병변 유무 관찰

2 검사방법

1) 환자는 선자세에서 검사를 한다.
2) 체중을 양발에 균등하고 놓고, 정중시상면이 영상수용체(IR) 중심선과 일치시킨다.
3) 엉덩뼈능선 위 5 ~ 7cm 지점이 영상수용체(IR) 중앙에 오도록 한다.
4) 호흡은 날숨 후 멈춘 상태에서 검사를 한다.

3 중심선

엉덩뼈능선 위 5 ~ 7cm 지점을 향해 수평 입사

4 실습 시 평가사항

1) 회전이 없어야 한다.
2) 조사야 크기를 적절하게 조절한다.
3) 반드시 가로막을 포함시켜야 한다.
4) 배안의 가스 및 석회화, 장기의 윤곽이 잘 나타나야 한다.
5) 적절한 조건설정으로 검사가 이루어져야 한다.
6) 표지자(side marker)는 적절한 위치에 있어야 한다.

5 조사야 크기

14 × 17 inch (35 × 43 cm)

6 검사조건

kVp	mAs	SID(cm)

7 영상평가 기준에 따른 자가 진단 평가

☐ 탁월　☐ 우수　☐ 보통　☐ 미흡

8 실습을 통한 최종 점검 및 평가

번호	평가내용	그렇다	보통이다	아니다
01	배 전후방향 검사방법을 설명할 수 있다.	☐	☐	☐
02	배 전후방향 검사를 스스로 시행하고 영상을 평가할 수 있다.	☐	☐	☐

memo

9 영상 해부학

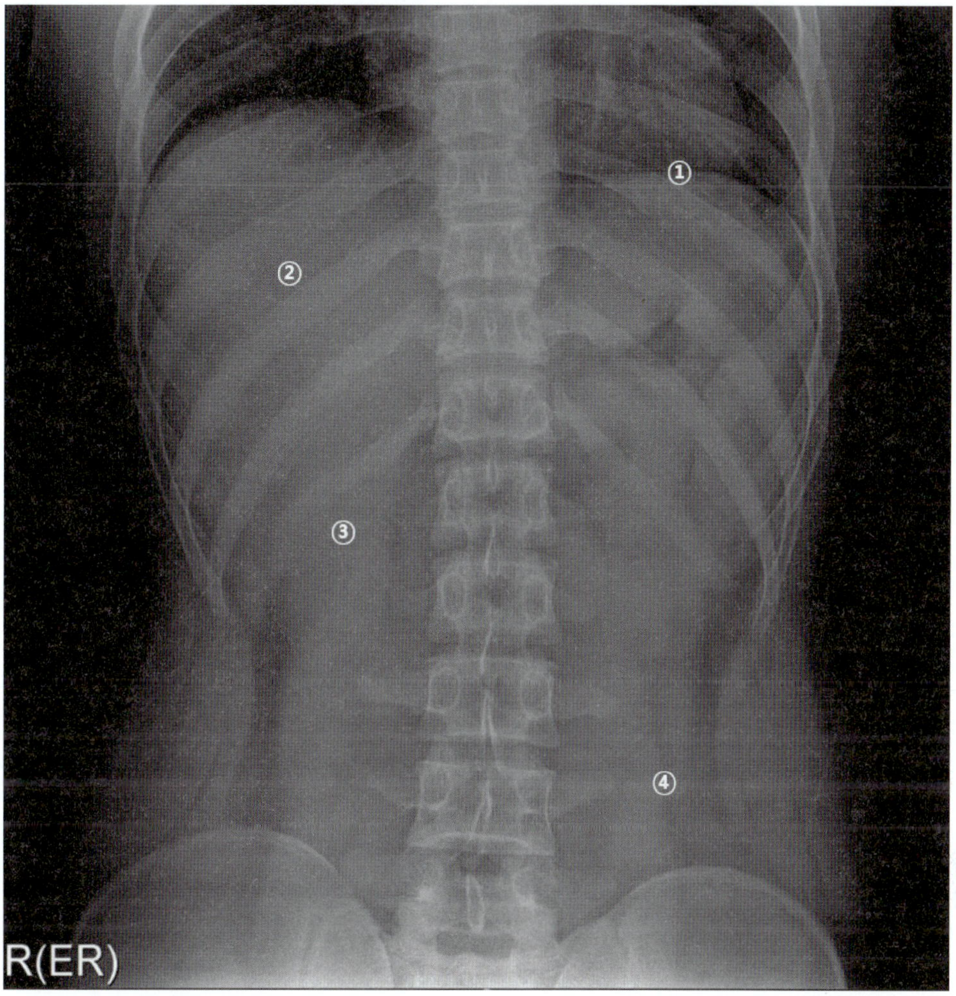

① : 가로막 (Diaphragm)

② : 간 (Liver)

③ : 콩팥 (Kidney)

④ : 허리근 (Psoas muscle)

실습한 Abdomen AP Projection 영상을 붙여 봅시다.

실습한 영상 붙이는 곳

Abdomen AP Projection 검사방법에 대해 작성해 봅시다.

방사선영상학 실습 II

2025년 3월 3일 초판 발행
2026년 3월 3일 초판 2쇄 발행

저 자 장현철 · 나길주 · 우창우 · 이기백
신정섭 · 조평곤 · 장경환 · 주명식
발행인 윤 진 영
발행처 도서출판 대학서림
주 소 03076 서울시 종로구 혜화로 2길 8
전 화 02) 763-1220, 744-2811
팩 스 02) 744-1210
등 록 1965. 1. 20
번 호 1-88
정 가 25,000원

ISBN 978-89-6940-341-4 93510
www.daihaks.com

이 책 내용의 일부 또는 전부를 무단(복사기 등 여하한 방법을 포함) 복사, 복제하면 저작권 및 출판권을 침해한 것이므로 의법처단 됩니다.
저자와의 협의에 의해 인지를 생략합니다.